海外館藏中醫古籍珍善本輯存（第一編）

第十九册

劉金柱　羅　彬　主編

醫門法律（三）

廣陵書社

醫經醫理類

醫門法律（三）

卷五—六

〔明〕喻嘉言　著

寬文五年刻本

醫門法律卷之五

西昌喻昌嘉言父著

瘧證門　論一首　法九條　律三條

瘧證論

喻昌曰：瘧之一病，無如內經論之最詳最徹。隨其病之所形，按法刺之，莫不應手而愈。蓋九鍼之用，通於神明，不可有微芒之差忒，故內經論瘧不得不詳也。後世惡於鍼石，不可與言至巧，乃以藥劑攻邪存正，調營衛之偏，和陰陽之逆，於是種種聖法不適於用矣如張子和見麤人病瘧二年不敢輒投寒涼取刺瘧論詳之刺其十指出血立愈此正內經所謂瘧之且發也陰陽之且移也必從四末始也堅束其處決去其血則邪往而不得并故立愈也以子和之久諳鍼法且撿鍼經致其詳慎鍼其可以濟用哉舍鍼而求內經用藥之捷法茫然無可下手矣予之所以心折仲景稱為百世之師者每遇一證必出一法以緯內經之不逮一言當千百言而居其要也夫人四體安然外邪得以入而瘧之每伏藏於半表半裏入而

與陰爭則寒出而與陽爭則熱半表半裏者少陽也所以寒熱往來亦少陽所主謂少陽而兼他經之證則有之謂他經而全不涉少陽則不成其爲瘧矣所以仲景曰瘧脉多弦弦數者多熱弦遲者多寒弦小緊者下之差弦遲者可溫之弦緊者可發汗鍼灸也浮大者可吐之弦數者風發也以飲食消息止之只此七言而少陽一經汗吐下和溫之法具備其他癉瘧溫瘧牝瘧瘧母四證要不外少陽求治耳出傷寒論之緒餘以補內經下手之法非聖人而能之乎謹

將金匱奧義一一發明於左

少陽乃東方甲木之象故其脉主弦此不但初病之脉乃爾即久瘧正虛脉不鼓指而弦象亦隱然在內所以仲景云瘧脉自弦由首及尾脉之屢遷縱不同而弦之一字實貫徹之也瘧邪之舍於營衛正屬少陽半表半裏始之似瘧非瘧與後之經年不解總一少陽主之蓋瘧發必有寒有熱其寒熱之往來適在少陽所主之界偏陰則多寒偏陽則多熱即其純熱無寒而爲癉瘧溫瘧純寒無熱而

爲牡瘧要皆自少陽而造其極偏補偏救亦必返還少陽之界陰陽兩協於和而後愈也施汗吐下之法以治實熱施和溫之法以治虛寒無非欲致其和平耳瘧邪如傀儡少陽則提傀儡之線索操縱進退一惟少陽主張寧不恢恢乎游刃空虛也耶

弦數者風發也以飲食消息止之仲景既云弦數者多熱矣而復申一義云弦數者風發見多熱不已必至於極熱熱極則生風風生則肝木侮土而傳

其熱於胃坐耗津液陽愈偏而不返此未可徒求
之於藥也須以飲食消息而止其熾熱即梨汁蔗
漿生津止渴之屬正內經風淫於內治以甘寒之
旨也
陰氣孤絕陽氣獨發則熱而少氣煩寃手足熱而欲
嘔名曰癉瘧若但熱不寒者邪氣內藏於心外舍
分肉之間令人消爍肌肉內經謂其但熱而不寒
者陰氣先絕陽氣獨發則少氣煩寃手足熱而欲
嘔名曰癉瘧仲景之重引其文另有妙義蓋從上

條弦數者風發也以飲食消息止之抽絲引絮而出其證謂弦數之脉熱盛生風必侮土而傷其津液由少陽而入陽明兩經合邪其熱倍熾偏不能以飲食消息急止其熱則熱之移於胃者必上薰心肺少氣煩寃而心肺病手心熱欲嘔而胃自病所以繼之曰邪氣內藏於心外舍分肉之間令人消爍肌肉蓋傷寒病三陽合邪其來如風雨如霹靂令人莫當而瘧之在少陽苟不入於陰而但出於陽迨至兩陽合邪亦豈能堪之耶故知消息而

止入胃之熱邪真聖法也然仲景之法亦從內經而得內經謂瘧脉緩大虛便宜用藥不宜用鍼又謂虛者不宜用鍼以甘藥調之昌知意中在用甘寒也

溫瘧者其脉如平身無寒但熱骨節疼煩時嘔白虎加桂枝湯主之內經言溫瘧有二俱先熱後寒仲景所名溫瘧則但熱不寒有似癉瘧而實不同也癉瘧兩陽合邪上薰心肺肺主氣者少氣煩寃則心主脉者陽盛脉促津虧脉代從可推矣溫瘧脉

如平人則邪未合而津未傷其所以但熱而不寒者則以其人素有痺氣榮衛不通故瘧之發於陽不入於陰即入而陰亦不受所以骨節煩疼時嘔邪氣扞格之狀有如此者惟用白虎湯以治陽邪而加桂枝以通營衛斯陰陽和血脉通得汗而愈矣在傷寒病衛强營弱衛氣不共營氣和諧者用桂枝湯復發其汗立愈此瘧邪偏著於陽桂枝陽藥即不可用但用白虎湯大清氣分之熱少加桂枝合陰陽而兩和之乃知仲景之法絲絲入扣也

其內經所稱先熱後寒之溫瘧一者先傷於風後傷
於寒風爲陽邪寒爲陰邪瘧發時先陽後陰故先
熱後寒也此以風寒兩傷營衛之法治之初無難
也其一爲冬感風寒深藏骨髓內舍於腎至春夏
時令大熱而始發其發也瘧邪從腎出之於外而
大熱則其內先已如焚水中火發雖非眞火亦可
畏也俟其瘧勢外衰復返於腎而陰精與之相持
乃始爲寒設不知壯水之主以急救其陰十數發
而陰精盡矣陰精盡則眞火自焚灑灑時驚目亂

無精須之死矣所以傷寒偏死下虛之人謂邪入
少陰無陰精以禦之也而溫瘧之慘寧有異哉此
亦仲景意中之隱旨特比例陳情以爲來學之助
瘧多寒者名曰牡瘧蜀漆散主之　瘧多寒者寒多
於熱如三七二八之分非純寒無熱也純寒無熱
則爲陰證而非瘧證矣此條又抽絲引絮即上條
兩陽合邪上薰心肺證中復指出多寒少熱一證
蓋邪之伏於心下適在膻中心包之位心爲陽中
之陽陽邪從陽尤爲易入邪入則心虛經曰心虛

者熱收於內內收其熱并其邪亦收之不易外出此寒多之一因也邪入心胞都城震動周身精液悉力內援重重裹擷胞內之邪爲外所拒而不易出又寒多之一因也心者牡藏故卽以寒多熱少之瘧名曰牡瘧用蜀漆散和漿水吐其心下結伏之邪則內陷之邪亦隨之俱出一舉而蕩逐無餘矣豈不快哉蜀漆常山苗也常山善吐何以不用常山而用蜀漆取苗性之輕揚者入重陽之界引拔其邪合之龍骨鎭心寧神蠲除伏氣雲母安藏

補虛竭蒸君主仲景補天浴日之方每多若此至如溫瘧亦用此方更加蜀漆以吐去其心下結伏之邪益一吐則周身之痺者通而榮衛并可藉以無忤則又以吐法為和法者也　其附外臺秘要牡蠣湯一方同治牡瘧者又初感病時風寒未清傳變為瘧結伏心下故方中用麻黄以散風寒并藉之以通陽氣耳可見病之途原不一學者於此一證二方比而參之以求生心之變化則幾矣

論金匱柴胡去半夏加括蔞湯方

治瘧病發渴者亦治勞瘧

此仲景治少陽病全體大用之一方也仲景謂虐邪盛衰出入必在少陽表裏之間小柴胡湯乃傷寒少陽經天然不易之法渴者去半夏加括蔞實亦天然不易之法而施之於少陽邪傳陽明傷耗津液之證亦爲天然不易之法葢渴雖陽明津竭而所以致陽明津竭者全本少陽之邪觀內經刺法渴者取之少陽非以其木火之勢刦奪胃津而然耶故瘧邪進退於少陽卽以此方進退而施其

巧。柴胡黄芩對治木火，人參甘草扶助胃土。括蔞生津潤燥，薑棗發越榮衛。若夫勞瘧之病，其木火盛，榮衛衰，津液竭，亦不待言，故幷可施此方以治之也。

論柴胡桂薑湯　治瘧寒多微有熱，或但寒不熱，服一劑如神。

此瘧之寒多熱少，或但寒不熱，非不似於牡瘧，而微甚則大不同。仲景不立論，止附一方，且云服一劑如神，其邪之輕而且淺，從可識矣。蓋以衛卽表也榮即裏也胸中之陽氣散行於分肉之間今以邪氣痺之則外衛之陽反鬱伏於內守之陰而血之痺者愈瘀結而不散遇衛氣行陽二十五度而病發其邪之入營者既無外出之勢而榮之素痺者亦不出而與陽爭所以多寒少熱或但有寒無熱也小柴胡湯本陰陽兩停之方可隨瘧邪之進退以爲進退者加桂枝乾薑則進而從陽痺着之邪可以開矣更加牡蠣以耎其堅壘則陰陽豁然貫通而大汗解矣所以服一劑如神也其加芩連

以退而從陰即可類推

病瘧以月一日發當十五日愈設不差當月盡解如其不差當云何師曰此結爲癥瘕名曰瘧母急治之宜鱉甲煎丸

此見瘧邪不能久據少陽即或少陽經氣衰弱不能送邪外出而天氣半月一更天氣更則人身之氣亦更瘧邪自無可容矣不則天人之氣再更其瘧邪縱盛亦强弩之末不能復振矣設仍不解以爲元氣未生耶而月已生魄矣元氣何以不生以

爲濁氣不盡耶而月巳由滿而空矣邪氣何以不盡此必少陽所主之脇肋外邪盤踞其間依山傍險結爲窠巢縣官當一指可撲之時曾不加意漸至滋蔓難圖與言及此不覺滂洒交流乃知仲景急治之法真經世宰物之大法也

再按譚醫者當以靈素爲經金匱爲緯讀靈素而不了了者求之金匱矩矱森森但旨深詞約味如嚼蠟不若内經之易參悦所以古今注内經者不下百家而注金匱者率罕其人即間有之其胸

中消是疑團擇顯明之句發揮一二隨竟其說觀者曾何賴焉歷代名賢屈指不過數人咸以仲景之學爲絕學存而不論論而不議其所以卓冠億兆人千百年者各從內經分頭證入如瘧病一門巢氏病源妄分五藏後人謂其發明內經深信不疑而不知瘧邪不從藏發內經所無之理巢氏臆言之耳陳無擇三因之說韙矣乃謂夏傷於暑秋爲痎瘧者不可專以此論何其悖聖言耶至論內因勦襲巢氏心肝脾肺腎五瘧立言仍是巴人

下里之音矣張子和治瘧喜用汗吐下三法自誇本於長沙詎知仲景所爲汗下者但從少陽之和法而進退其間不從傷寒之汗下起見也其可吐者或用瓜蒂或用常山苗各有深義亦豈漫然而吐之耶且子和謂治平之時其民夷靜雖用砒石辰砂有毒之藥以熱治熱亦能取效是何言歟至東垣丹谿確遵內經夏傷於暑秋必痎瘧之論多所發明而謂吳楚閩廣之人患瘧至多陽氣素盛之處其地卑濕長夏之時人多患暍瘧霍亂瀉痢

傷濕熱也此語誠爲聰明絶世矣然於內經之旨尚隔一層內經運氣暑與濕同推不分彼此曾何分南北乎內經本謂夏傷於暑長夏傷於濕秋必痎瘧脫落五字遂謂秋傷於濕冬生咳嗽而傷燥一氣古今絶無一人起而驟言此等大綱不正亦何貴於識大之賢哉且丹溪所論二經皆能爲病固即刺瘧篇之旨曷不遵金匱推足少陽一經爲主坐令多岐亡羊耶方書俱以溫瘧爲傷寒壞病與風瘧大同此言出於何典至於牡瘧總無其

名統括於寒瘧之內誤指寒瘧爲藏寒之極故無熱有寒用薑桂附子溫之又有更其名爲牡瘧者云久受寒濕陰盛陽虛不能制陰所以寒多不熱凄愴振振亦行溫熱之法直是殺人不轉睫矣又謂暑瘧即癉瘧嘔者用縮脾等藥從無有救少陽木火之邪如救焚者適燕而南其指抑何生民之不幸耶

律三條

凡治瘧不求邪之所在輒行大汗大下傷人正氣者

醫之罪也

瘧邪在於半表半裏故有寒有熱若大汗以傷其表大下以傷其裏是藥反增瘧矣倘瘧邪伏而未盡藥過再發更將何法以處之

凡用吐法妄施惡劣之藥并各種丸藥傷人臟腑者醫之罪也

吐法止可用清芬之氣透入經絡引出瘧邪如酒浸常山不用火煎之類其膽礬信石等丸吞入腹中粘着不行攪亂腸胃臟腑究竟無益戒之戒之

凡用截瘧之法。不俟瘧勢稍衰。輒求速止者。醫之罪也。

截者。堵截也。兵精餉足。寇至方可堵截。若兵微城孤。不可截也。在壯盛之體。三四發後。瘧勢少減。可以截之。其虛弱之人。始終不可截也。誤截因致腹脹者。每多壞事。即服藥亦有避忌。瘧將來可服藥阻其來。將退可服藥追其去。若瘧勢正盛。服藥與之混戰。徒自苦耳。但瘧之來去既遠。藥不相及。五不當一。故服藥妙在將來將去之時。

○白虎加桂枝湯方 金匱方有論

知母六兩 甘草二兩炙 石膏一斤

粳米二合 桂枝三兩

右剉每五錢水一盞半煎至八分去滓溫服汗出愈

○蜀漆散方 金匱方有論

蜀漆洗去腥 雲母燒二日夜 龍骨等分

右三味杵為散未發前以漿水服半錢匕溫瘧加蜀漆半分臨發時服一錢匕

○牡蠣湯治牡瘧 外臺秘要方 金匱有論

牡蠣四兩熬　麻黄四兩去節　甘草二兩

蜀漆三兩

右四味以水八升先煮蜀漆麻黄去上沫得六升内諸藥煮取二升溫服一升若吐則勿更服

○柴胡去半夏加栝蔞湯方 金匱有論

治瘧病發渴者亦治勞瘧

柴胡八兩　人參三兩　黄芩三兩

甘草三兩　栝蔞根四兩　生薑二兩

大棗十二枚

右七味以水一斗二升煑取六升去滓再煎取三升溫服一升日三服

○柴胡桂薑湯 金匱有論

治瘧寒多微有熱或但寒不熱 服一劑如神

柴胡半斤 桂枝三兩去皮 乾薑二兩

黃芩三兩 栝蔞根四兩 牡蠣三兩熬

甘草二兩炙

右七味以水一斗二升煑取六升去滓再煎取

三升溫服一升日三服初服微煩復服汗出便愈。

○鱉甲煎丸方 金匱有論

鱉甲十二分炙　烏扇三分燒　黃芩三分
柴胡六分　鼠婦三分熬　乾薑三分
大黃三分　芍藥五分　桂枝三分
葶藶一分熬　石韋三分去毛　厚朴三分
牡丹五分去心　瞿麥二分　紫葳三分
半夏一分　人參一分　䗪蟲五分熬

阿膠三分炙　蜂窠四分炙　赤硝十二分
蜣蜋六分　桃仁二分
右二十三味爲末煅竈下灰一斗清酒一斛五斗浸灰候酒盡一半着鼈甲於中煮令泛爛如膠漆絞取汁內諸藥煎爲丸如梧桐子大空心服七丸日三服
千金方用鼈甲十二片又有海藻三分大戟一分䗪蟲五分無鼠婦赤硝二味以鼈甲煎和諸藥爲丸

○附選用三方

○桂枝黃芩湯

柴胡一兩二錢　黃芩　人參

甘草各四錢五分　半夏四錢　石羔

知母各五錢　桂枝一錢

右爲麤末每服五七錢水煎

昌按此方小柴胡湯合白虎加桂枝湯於和法

中兼解表熱遵用仲景聖法可喜可喜

○人參柴胡引子　事親

人參　柴胡　黃芩　甘草

大黃　當歸　芍藥各等分

右為麤末每服三錢水一盞生薑三片煎至七分去滓溫服

昌按此即小柴胡去半夏加大黃當歸芍藥大柴胡去半夏枳實加人參當歸於和法中略施攻裏之法深中肯綮

○柴朴湯

柴胡　獨活　前胡　黃芩

蒼术　厚朴　陳皮　半夏麯
白茯苓　藿香各一錢　甘草三分
水二鍾生薑五片煎一鍾發白五更服氣弱加
人參白术。食不尅化加神麯麥芽山楂。
按此方治瘧因起於暑濕及食滯者宜之。

（一）加味香薷飲
香薷一錢　厚朴製　扁荳炒
白术炒　白芍藥炒　陳皮
白茯苓　黄芩各一錢　黄連薑汁炒

甘草炙　猪苓　澤瀉各五分

木瓜七分

右生薑煎服。口渴。實者。加天花粉葛根知母。虛者。加五味子麥門冬人參。

昌按。此方暑邪入裏外無表證者宜之

祛瘧散

黃芪蜜炙六分　一錢人參　白术

白茯苓　砂仁　草菓

陳皮去白　五味子各一錢　甘草七分

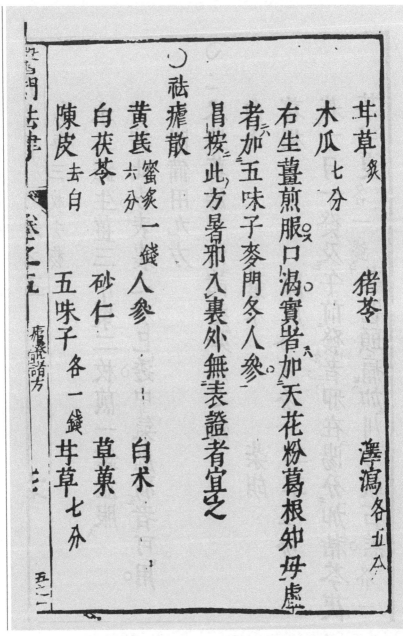

烏梅三枚去核

水二鍾生薑三片棗二枚煎一鍾溫服

昌按此方表裏之邪已透中氣虛弱者可用

附備用九方

二术柴葛湯　治諸瘧必用之劑

白术　蒼术　柴胡

葛根　陳皮各七分　甘草五分

若一日一發及午前發者邪在陽分加枯芩茯

苓半夏各一錢熱甚頭痛加川芎軟石羔各一

錢口渴加石羔知母麥門冬一合一錢若間日或
三日發午後或夜發者邪在陰分加川芎當歸
酒炒芍藥熟地黃酒炒知母各一錢酒黃芪酒
紅花各四分提在陽分可截之若間一日連
發二十日或日夜各發者氣血俱病加人參黃芪
白茯苓各一錢以補氣川芎地黃歸芍以補血
若陽瘧多汗用黃芪人參白术以斂之無汗
用柴胡蒼术白术黃芩葛根以發之若陰瘧
多汗用當歸白芍熟地黃芪黃栢以斂之無汗

用柴胡蒼朮川芎紅花升麻以發之。胃氣弱飲食少。或服截藥傷脾胃而食少者。加人參酒芍藥大麥芽。各一錢。傷食痞悶。或有食積者。加神麯麥芽枳實各一錢。黃連五分。痰盛加薑半夏南星枳實。炒各一錢。黃連黃芩。各六分若用截之。加檳榔常山青皮黃芩。各一錢。烏梅肉。三枚。日久虛瘧。寒熱不多。或無寒而但微熱者。邪氣已無。只用四君子湯合四物湯。加柴胡黃芩黃芪陳皮。以滋補氣血。

○柴苓湯 活人

治瘧熱多寒少。口燥心煩。少睡。即小柴胡湯合五苓散　小柴胡湯見黃疸門　五苓散見三氣門

昌按活人柴苓湯。治瘧之要藥也。然不敢輒入正選。若存用者。則以五苓散利水。恐遏木火乘胃大耗津液。大渴引水自救之證。反利其小水而自犯其律也。用方者詳之。

○半夏散

治痰瘧發作有時。熱多寒少。頭痛額角并胸前

肌肉瞤動食纔入口即吐出面色帶赤宜服之

半夏泡七次爲末薑汁和調作餅曬乾　藿香

羌活　芎藭各一分　牽牛各半兩

右爲細末每服三錢食後白湯調下

○露薑飲　治脾胃痰瘧發爲寒熱

生薑四兩

右和皮擣汁一碗夜露至曉空心冷服

○二十四味斷瘧飲　治久瘧

常山酒炒　草菓　檳榔　知母酒炒

陳皮　青皮　川芎　枳殼
柴胡　黃芩　荆芥　白芷
人參　紫蘇　蒼术　白术
半夏　良薑　茯苓　桂
葛根　甘草　杏仁　烏梅各等分

右㕮咀每服一兩水二盞薑三片棗一枚煎八分發日早服

昌按此方治久瘧毋瘧邪氣散漫表裏俱亂廣其法以求之然仍不離小柴胡湯爲主亦可喜

也。

治瘧因勞役憂思而作汗多食少倦甚者補中益氣湯 方見虛勞門

小柴胡湯加常山截瘧神効 方見黃疸門

婦人久瘧用小柴胡合四物湯服之 小柴胡湯見黃疸門 四物湯見婦人門

小兒瘧疾有痞塊生地芍藥各一錢陳皮川芎炒黃芩半夏各一錢甘草三分加薑煎調醋炙鱉甲末効

正傳有二男子。皆年四五十。各得痎瘧二年。俱發於寅申巳亥日。一人晝發發於巳而退於申。一人夜發發於亥而退於寅。晝發者乃陰中之陽病。宜補氣解表。與小柴胡倍柴胡人參加白术川芎葛根陳皮青皮蒼术。夜發者爲陰中之陰病。宜補血疏肝。用小柴胡湯合四物湯加青皮。各與十貼。加薑棗煎。於未發前二時。每日一貼。服至八貼。同日得大汗而愈。

丹谿治一人。因勞役發嗽。得痎瘧。又服發散藥

變爲發熱舌短語言不正。痰吼有聲。脉洪實似
滑。先用獨參湯加竹瀝二蛤殼一服後吐膠痰。
舌本正。後用黄芪人參湯半月愈。
一婦病瘧。三日一發食少經不行已三十月脉無。
時寒。議作虚寒治。疑誤。再診見其梳洗言動如
常。知果誤也。經不行非無血。爲痰所凝。脉無非
血氣衰。乃積痰生熱結伏其脉而不見耳。當作
實熱治。與三化丸。旬日後食進脉出帶微弦。謂
胃氣既全。雖不藥瘧當自愈而經行也。令淡滋

味累應。

一婦身材小。味厚。痎瘧月餘。間日發於申酉。頭與身痛。寒多喜極熱辣湯。脉伏面慘晦。作實熱治之。以十棗湯爲末。粥丸黍米大。服十粒。津嚥日三次。令淡飯半月。大汗愈。

一婦人痢困。哭子。變瘧。一日五六作。汗如雨不止。脉微數。疲甚。無邪可治。陰虛陽散。死在旦夕。且服四獸等熱劑。遂用參术二兩。白芍一兩。黄芪半兩。炙甘草二錢。作四大劑。服之而愈。

痢疾門

痢疾論

喻昌曰：痢疾一證，難言之矣。在靈素謂之腸澼，亦曰滯下。金匱以嘔吐噦下利列爲一門，蓋以三者皆足陽明胃、手陽明大腸所生之病也。至其所論下利，則皆傷寒論中厥陰經之本證，與二陽明嘔吐噦同列之義殊不相合。觀其論中厥與利每每並言，始先即云六府氣絶於外者手足寒，五藏氣絶於内者下利不禁，是則厥而且利，爲虛寒之極，所以反能食者則死反發熱者不死若痢證則能食者不死發熱者多死何其相反若是耶此必金匱嘔吐噦之下脫失下痢一證乃取傷寒厥陰下利之文補入其中後人屢試不驗投劑而起者多矣夫冬月傷寒之下利與夏秋傷暑濕熱之下痢而可藉口仲景設言治法哉後人以其無師之智各呈偏見或得於目之所擊手之所試分擠廣傳終不可以爲法乃遂謂痢無正方也醫事之偷何遂至此目謹以黄岐仲景之法擬議一在內經冬月傷寒已稱病熱至夏秋熱暑濕三

氣交蒸互結之熱十倍於冬月矣外感三氣之熱而成下痢其必從外而出之以故下痢必從汗先解其外後調其內首用辛涼以解其表次用苦寒以清其裏一二劑愈矣失於表者外邪但從裏出不死不休故雖百日之遠仍用逆流挽舟之法引其邪而出之於外則死證可活危證可安治經千人成効歷歷可紀詳金匱有云下痢脉反弦發熱身汗者自愈夫久痢之脉深入陰分沉濇微弱矣忽然而轉弦脉渾是少陽生發之氣非用逆挽之法何以得此久利邪入

於陰身必不熱間有陰虛之熱則熱而不休今因逆挽之勢逼其暫時燥熱頃之邪從表出熱自無矣久痢陽氣下陷皮膚乾濇斷然無汗今以逆挽之法衛外之陽領邪氣同還於表而身有汗是以腹中安靜而其病自愈也豈敢用無師之智哉又有驟受暑濕之毒水穀傾囊而出一晝夜七八十行太渴引水自救百杯不止此則腸胃為熱毒所攻頃刻腐爛比之誤食巴豆鉛粉其烈十倍更用逆挽之法迂矣遠矣每從內經通因通用之法大黃黃連甘草一晝夜

連進三五十杯候其下利上渴之勢少緩乃始平於內更不必挽之於外益其邪如決水轉石乘勢出盡無俟挽耳更有急開支河一法其邪熱之在裏者奔迫於太腸必鬱結於膀胱膀胱熱結則氣不化而小溲短赤不用順導而用逆挽仍非計也清膀胱之熱令氣化行而分消熱勢則甚捷也仲景謂下利氣者當利其小便夫氣者膀胱之化也反從大腸而出當利其小便非急開支河之謂乎然而水出高源肺不熱則小溲自行肺與大腸為表裏大腸之熱皆因

肺熱所發尤宜用辛凉之藥先淸肺之化源矣金匱有下利肺痛者紫參湯主之氣利訶棃勒散主之後人疑二方非仲景之方詎知腸胃有病其所關全在於肺本草謂紫參主心腹中積聚療腸胃中熱通九竅利大小便仲景取之固通因通用之意也訶棃勒有通有塞通以下涎液消宿食破結氣澁以固腸脫仲景取之亦通塞互用之意也又可見肺氣不通而痛則急通其壅大腸之氣墜而通道則通塞互用而終謂其適矣嗟乎內經之法無可下手者求之金匱

金匱下利之法，無可下手者，求之自心，寤寐之神哉！覺金匱之法一一如指掌，可惜少壯光陰虛擲，今老矣，不能進步矣。特揭鄙言，爲後人深入之一助。

再按：治瘧之法，當從少陽而進退其間，進而就陽則從少陽爲表法固矣。乃痢疾之表，亦當從於少陽。蓋水穀之氣由胃入腸，疾趨而下，始焉少陽生發之氣不伸，繼焉少陽生發之氣轉陷，故泛而求之三陽，不[illegible][illegible]而求之少陽，俾蒼天清淨之氣足以升舉水土，[illegible]五之味有餘，變化精微，輸泄有度，而無下痢奔迫之苦矣。況兩陽明經所藏之津液。既已下泄。尤不可更發其汗。在傷寒經禁。明有陽明禁汗之條。而金匱復申下利發汗之禁。謂下利清穀不可攻其表。汗出必脹滿。蓋以下利一傷其津液。發汗再傷其津液。津液去。則胃氣空而下出之濁氣隨汗勢上入胃中。遂成脹滿。求其下利且不可得。寧非大戒乎。所以當從少陽半表之法。緩緩逆挽其下陷之清氣。俾身中行春夏之令。不致於收降耳。竟究亦是和法。全非發汗之意。津液未傷者。汗出無妨。津液既傷。皮間微微得

潤其下陷之氣已畢矣夫豈太陽外感風寒可正發
汗之比乎又豈太陽陽明合病下利可用葛根之比
乎噫微矣微矣
治痢用通因通用之法亦有金鐵盎火濕熱之邪奔
迫而出止宜用苦寒之藥如大小承氣之類方書
每雜以溫中燥腸胃之藥是欲爲火濕熱立幟也
其孰辨之
内經曰腸澼便血身熱則死寒則生又曰腸澼下白
沫脉沉則生浮則死腸澼之候身不熱脉不懸絕

滑大者生懸濇者死以藏期之又曰陰陽虛脫腸澼死泄而奪血脉沉微手足逆皆難治

脉經曰腸澼下膿血脉沉小留連者生數大發熱者死又腸澼筋攣脉細小安靜者生浮大堅者死

噤口痢乃胃中濕熱之毒薰蒸淸道而上以致胃口閉塞而成噤口之證亦有誤服濇熱之藥而邪氣停於胃口者用人參石蓮子等分煎服强呷但得一口下咽虛熱即開更以二味爲末頻頻服之

治噤口痢多有用黃連者此正治濕熱之藥苦而且

降不能開提況非胃虛所宜故不敢取用
有用田螺搗如泥納臍中引火熱下行最妙但鬱
熱宜一開一降未可徒恃一法
有用丁香砂仁之屬以火濟火則殺人之事矣
休息痢者乃乍作乍止或因邪氣未曾滌盡遽止而
復作者是也或初愈恣食厚味及妄作勞皆能致
之
金匱云下利已瘥至其年月日時復發者以病不盡
故也當下之宜大承氣湯　休息痢止而不止正

氣既虛邪復不盡未可言下此證止之已久其正已復其積未除故須下之

原病式云白痢既非寒證何故服辛熱之藥亦有愈者蓋辛熱之藥能開發腸胃鬱結使氣液宣通流濕潤燥氣和而已此特其一端也甚有先曾通洩或因凉藥太過脉微沉細四肢厥冷即宜溫補升陽益胃理中之屬至云燥不可用熱藥亦非通變之精妙也

機要云後重則宜下腹痛則宜和身重則除濕脉弦

則去風膿血稠粘以重劑竭之身冷自汗以熱藥溫之風邪內結宜汗之鶩溏而痢宜溫之

仲景治下痢可下者悉用承氣湯大黃之寒其性善走佐以厚朴之溫善行滯氣緩以甘草之甘飲以湯液灌滌腸胃滋潤輕快積行即止

凡先瀉而後痢者逆也復通之而不已者虛也脈微遲宜溫補脈弦數爲逆主死產後痢亦宜溫補

腹痛因肺金之氣鬱在大腸之間者以苦梗發之後用痢藥

肛門痛熱留於下也初病身熱脉洪大宜清之黄芩芍藥湯病久身冷自汗宜溫之理中湯

下血者宜涼血活血當歸黄芩桃仁之類風邪下陷者宜升提之濕熱傷血者宜行濕清熱

下墜異常積中有紫黑血而且痛甚者此爲死血用桃仁滑石行之

血痢久不愈者屬陽虛陰脫用八珍湯加升舉之藥甚有陣陣自下手足厥冷脉漸微縮此爲元氣欲絶急灸氣海穴用附子理中湯稍遲之則死

凡下痢純血者。如塵腐色者。如屋漏水者。大孔開而不收。如竹筒。唇如硃紅者。俱死。如魚腦髓者。身熱脉大者。俱半死半生。

久痢血脉沉弱。諸藥不効。以十全大補湯。加薑棗少入蜜煎服。

律三條

凡治痢不分標本先後。槩用苦寒者。醫之罪也。

以腸胃論。大腸為標。胃為本。以經脉論。手足陽明為標。少陽相火為本。故胃受濕熱。水穀從少陽之

火化變爲惡濁而傳入於大腸不治少陽但治陽明無益也少陽生發之氣傳入土中因而下陷不先以辛涼舉之徑以苦寒奪之痢無止期矣

凡治痢不審病情虛實徒執常法自恃顓門者醫之罪也

實者邪氣之實也虛者正氣之虛也七實三虛攻邪爲先七虛三實扶正爲本十分實邪即爲壯火食氣無正可扶急去其邪以留其正十分虛邪即爲淹淹一息無實可攻急補其正聽邪自去故醫

而不知變通。徒守家傳最爲誤事

凡治痢不分所受濕熱多寡。輒投合成丸藥誤人者。醫之罪也

痢由濕熱内蘊。不得已用苦寒蕩滌。宜煎不宜丸。丸藥不能蕩滌。且多夾帶巴豆輕粉定粉硫黄硇砂甘遂芫花大戟牽牛烏梅粟殼之類。即使病去。藥存爲害。且大況病不能去。毒烈轉深。難以復救。可不慎耶。

○金匱小柴胡去半夏加栝蔞實湯　方見瘧疾門

昌按此方乃少陽經半表半裏之的藥原用半夏之辛溫半兼乎表今改用栝蔞實之凉苦半兼乎裏退而從陰則可進而從陽不勝其任矣然不必更求他藥但於柴胡增一倍二倍用之允爲進之之法也

○活人敗毒散　方見三氣門

昌按活人此方全不因病痢而出但昌所爲逆挽之法推重此方蓋藉人參之大力而後能逆挽之耳金匱治下痢未及小柴胡湯後來方書

不用猶曰無所祖也至活人敗毒散夏秋疫癘諸方莫不收用之矣而治下痢迫不及之者何哉遍查方書從無有一用表法者惟楊子建治痢癘引運氣自逞狂能名其方曰萬全護命湯採用活人之半川芎獨活桔梗防風甘草而增麻黄官桂藁本白芷細辛一派辛溫辛熱之藥且雜牽牛峻下於内百道方中似此無知妄作一方言表不殺人哉　再閱潔古七方雖爲平淡無奇而老成全不犯手茲特録之其他備用

諸方亦各有取義以俟臨病採擇

○大黃湯 潔古

治瀉利久不愈膿血稠粘裏急後重日夜無度右用大黃一兩剉碎好酒二大醆浸半日許煎至一盞半去渣分作二服頓服之痢止勿服如未止再服取利爲度後服芍藥湯和之痢止再服白术黃芩湯盡撤其毒也

○芍藥湯 潔古

行血調氣經曰溲而便膿血知氣行而血止行

血則便自愈調氣則後重除

芍藥一兩　當歸　黃連

黃芩各半兩　大黃三錢　桂二錢半

甘草炒　檳榔各二錢　木香一錢

如便後臟毒加黃柏半兩

右九味㕮咀每服五錢水二醆煎至一醆去渣

溫服如痢不減漸加大黃食後

○白术黃芩湯潔古　服前藥痢疾雖除更宜調和

白术一兩　黃芩七錢　甘草三錢

右㕮咀作三服水一盞半煎一盞溫服

○黃連阿膠丸 和劑

治冷熱不調下痢赤白裏急後重臍腹疼痛口燥煩渴小便不利

黃連去鬚三兩 阿膠碎炒一兩 茯苓去皮二兩

右以連苓爲細末水熬阿膠膏搜丸如桐子大每服三十丸空心溫米湯下

○白頭翁湯 金匱

白頭翁二兩 黃連 黃栢 秦皮各三兩

右四味以水七升煮取二升去滓溫服一升不愈更服。

○加減平胃散 潔古

經云四時皆以胃氣爲本。久下血則脾胃虛損。血水流於四肢。卻入於胃而爲血痢。宜服此滋養脾胃。

白朮　厚朴　陳皮各一兩

木香　檳榔各三錢　甘草七錢

桃仁　人參　黃連

阿膠炒　茯苓各五錢

右㕮咀每服五錢薑三片棗一枚水煎溫服無時血多加桃仁熱泄加黃連小便澁加茯苓澤瀉氣不下後重加檳榔木香腹痛加官桂芍藥甘草膿多加阿膠濕多加白术脉洪大加大黃

○蒼术地榆湯潔古　治脾經受濕下血痢

蒼术三兩　地榆一兩

每一兩水二盞煎一盞溫服

○槐花散潔古

青皮　槐花　荆芥穗各等

右爲末，水煎，空心溫服。

○犀角散　治熱痢下赤黄膿血，心腹困悶。

犀角屑　黄連去鬚，微炒　地榆

黄芪各一兩　當歸半兩，炒　木香二錢五分

右爲散，每服三錢，以水一盞，煎至六分，去渣，溫服，無時。

○黄連丸　一名羚羊角丸

治一切熱痢及休息痢日夜頻併，兼治下血黑

如雞肝色。

黃連去鬚二兩半　羚羊角鎊　黃栢去粗皮各一兩半

赤茯苓去皮半兩

右為細末，蜜和丸如桐子大，每服二十丸，薑蜜湯下。暑月下痢用之尤驗。一方用白茯苓臘茶送下。

（　）生地黃湯、治熱利不止

生地黃半兩　地榆七錢半　甘草二錢半炙

右㕮咀如麻豆大，以水二盞煎至一盞，去滓分溫二十服空心日晚再服。

○鬱金散　治一切熱毒痢下血不止

川鬱金　槐花炒各半兩　甘草炙二錢半

右爲細末每服一二錢食前用豆豉湯調下

○茜根散　治血痢心神煩熱腹中痛不納飲食

茜根　地榆　生乾地黃

當歸炒　犀角屑　黃芩各一兩

梔子仁半兩　黃連二兩去鬚微炒

右㕮咀每服四錢以水一盞入豆豉五十粒薤

白七寸煎至六分去滓不拘時溫服

○十寶湯 治冷痢如魚腦者三服見効甚捷

黃芪四兩 熟地酒浸 白茯苓

人參 當歸酒浸 白术

半夏 白芍藥 五味子

官桂各一兩 甘草半兩

右爲麤末每服二錢水一盞生薑三片烏梅一箇煎至七分食前溫服

○芍藥黃芩湯 東垣

治洩利腹痛或後重身熱久不愈脉洪疾者及下痢膿血稠粘

黄芩　芍藥各一兩　甘草五錢

右㕮咀每服一兩水一盞半煎一盞溫服無時如痛加桂少許

香連丸　直指　治下痢赤白裏急後重

黄連去蘆二十兩用吳茱萸十兩同炒令赤去茱萸不用　木香四兩八錢八分不見火

右為細末醋糊丸如桐子大每服三十丸空心飯飲下

○大承氣湯　方見三氣門　小承氣湯　方見三氣門

進承氣法。治太陰證不能食是也。當先補而後瀉。乃進藥法也。先剉厚朴半兩薑製水一盞煎至半盞。服若二三服。未已胃有宿食不消。加枳實二錢。同煎服。二三服泄。又未已。如不加食。尚有熱毒。又加大黃三錢。推過泄未止者。爲腸胃久有塵垢滑粘。加芒硝半合。垢去證則安矣。後重兼無虛證者宜之。若力倦氣少。脉虛不能食者。不宜此法。蓋厚朴枳實大瀉元氣也。

退承氣法。治陽明證能食是也。當先瀉而後補。乃退藥法也。先用大承氣五錢水一盞依前法煎至七分。稍熱服。如瀉未止。去芒硝。減大黃一半。煎二服。如熱氣雖已。其人心腹滿。又減去大黃。但與枳實厚朴湯。又煎二三服。如腹脹滿退。泄亦自安。後服厚朴湯數服則已。

○地榆芍藥湯 保命 治泄痢膿血脫肛

蒼术八兩 地榆 卷栢 芍藥各三兩

右㕮咀。每服二兩。水煎溫服。病退勿服。

○敗毒散 方見三氣門

治壯熱下痢。及似痢非痢。似血非血。如濁酒。

右剉每服五錢水盞半薑三片薄荷五葉煎服。熱多則溫服寒多則熱服傷濕加白术頭痛加天麻。

○參苓白术散 和劑

治久瀉及大病後痢後調理消渴者尤宜

人參 乾山藥 蓮肉去心

白扁豆去皮薑汁浸炒各一斤 白术於潛者二斤

桔梗炒令黄色　砂仁　白茯苓去皮

薏苡仁　炙甘草各一斤

右爲細末，每服二錢，米湯調下。或加薑棗煎服，或棗肉和藥丸如桐子大，每服七十丸，空心米湯送下。或煉蜜丸如彈子大，湯化下。

○倉廩湯　治禁口痢有熱，乃毒氣衝心，食即吐。

人參　茯苓　甘草炙　前胡

川芎　羌活　獨活　桔梗

柴胡　枳殼　陳倉米等分

右㕮咀每服五錢水一盞半生薑三片煎至七分去滓無時熱服

○黃蓮飲

石蓮肉　乾山藥　等分

右爲細末生薑茶煎湯調下三錢

○犀角丸　但是痢服之無不瘥者

犀角屑取黑色文理粗者佳　宣州黃連

苦參多買輕擣　金州黃栢赤色堅薄者

川當歸五味俱取細末

各末等分和勻，空腹爛煮糯米飲調方寸匕服之。日再服。忌粘滑油膩生菜。

○葛根湯　專治酒痢

葛根　枳殼　半夏

生地　杏仁去皮尖　茯苓各二錢四分

黄芩一錢二分　甘草炙半錢

右分作二貼。水二盞，黑豆百粒，生薑五片，白梅一箇，煎至一盞，去滓，食前溫服。

○栝蔞根湯

治下痢冷熱相衝氣不和順。本因下虛津液耗少口乾咽燥常思飲水毒氣更增煩燥轉甚宜服此藥救之。

括蔞根　白茯苓　甘草炙各半兩

麥門冬去心二錢五分

右㕮咀每服五錢水一盞半棗二枚劈破煎至七分去渣服不拘時。

○陳米湯　治吐痢後大渴飲水不止

右用陳倉米二合。水淘淨以水二盞煎至一盞。

去滓空心溫服晩食前再煎服

○治痢後渴

右用粳米二合以水一盞半同煮研絞汁空心頓服之

○澤漆湯　治痢後腫滿氣急喘嗽小便如血

澤漆葉 微炒五兩　桑根白皮 炙黄　郁李仁 湯浸去皮尖炒熟各三兩　陳皮 去白　白朮 炒

杏仁 湯浸去皮尖仁炒各一兩　人參 一兩半

右㕮咀每服五錢水二盞生薑三片煎取八分

去渣溫服候半時辰再服取下黃水數升或小便利為度

○茯苓湯 治痢後遍身微腫

赤茯苓去黑皮 澤漆葉微炒 白朮微炒各一兩

桑根白皮炙黃 黃芩 射干

防巳 澤瀉各三兩

右㕮咀每服五錢匕先以水三盞煮大豆一合取二盞去渣內藥煎取一盞分為二服未瘥頻服三料

痰飲門　論三首　法一十四條　律三條

痰飲論

喻曰痰飲爲患十人居其七八金匱論之最詳分別而各立其名後世以其名之多也徒狥其末而忘其本曾不思聖人立法皆從一源而出無多岐也葢胃爲水穀之海五藏六府之大源飲入於胃遊溢精氣上輸於脾脾氣散精上歸於肺通調水道下輸膀胱水精四布五經並行以爲常人金匱即從水精不四布五經不並行之處以言其患謂人身所貫者水

也。天一生水。乃至充周流灌。無處不到。一有瘀蓄。即如江河迴薄之處。穢莝叢積。水道日隘。横流旁溢。自所不免。必順其性。因其勢而疏導之。由高山而平川。由平川而江海。庶得免乎泛濫。所以仲景分别淺深。誨人因名以求其義焉。淺者在於軀殼之内。藏府之外。其名有四。曰痰飲。曰懸飲。曰溢飲。曰支飲。痰飲者。水走腸間。瀝瀝有聲。懸飲者。水流脇下。欬唾引痛。溢飲者。水流行於四肢。汗不出而身重。支飲者。欬逆倚息。溼氣其形如瘂。一由胃而下流於腸。一由胃而旁

流於脇下由胃而外出於四肢由胃而上入於胸
膈始先不覺日積月累水之精華轉爲混濁於是遂
成痰飲必先團聚於呼吸大氣難到之處故由腸而
脇而四肢至漸漬於胸膈其勢愈逆矣痰飲之患未
有不從胃起者矣其深者由胃上入陽分漸及於心
肺由胃下入陰分漸及於脾肝腎故水在心心下堅
築短氣惡水不欲飲緣水攻於外火煆故水益堅火
鬱於內氣收故築動短氣火與水爲仇故惡而不飲
也水在肺吐涎沫欲飲水緣肺主氣行營衛布津液

水邪入之則塞其氣道氣凝則液聚變成涎沫失其清肅故引水自救也水在脾少氣身重緣脾惡濕濕勝則氣虚而身重也水在肝脇下支滿嚏而痛緣肝與膽爲表裏經脉並行於脇火氣衝鼻則嚏弔脇則痛也水在腎心下悸緣腎水凌心逼處不安又非支飲鄰國爲壑之比矣夫五藏藏神之地也積水泛爲痰飲包裹其外詩有謂波撼岳陽城者情景最肖詎非人身之大患乎然此特隨其所在辨名定位以祈治不爭方耳究竟水所蓄聚之區皆名留飲留者留

而不去也留飲去而不盡者皆名伏飲伏者伏而不出也隨其痰飲之或留或伏而用法以治之始爲精義昌試言之由胃而上胸膈心肺之分者驅其所留之飲還胃下從腸出或上從嘔出其出皆直截痛快而不至於伏匿人咸知之若由胸膈而外出肌膚其清者或從汗出其濁者無可出矣必還返於胸膈由胸膈還返於胃乃可入腸而下出驅之必有伏匿肌膚而不勝驅者若由胸膈而深藏於背背爲胸之府更無出路尤必還返胸膈始得趨胃趨腸而順下豈

但驅之不勝驅且有挾背間之狂陽壯火發爲癰毒結如橘囊者伏飲之艱於下出易於釀禍其誰能辨之誰能出之耶昌以靜理而譚醫施治鑿鑿有據謹因金匱秘典直授金鍼令業醫之子已精而益求其精耳

痰飲脉論

喻昌曰痰飲之脉金匱錯出不一難於會通以鄙見論之亦有淺深微甚之不同可預明也脉要精微篇曰肝脉耎而散色澤者當病溢飲溢飲者渴暴多飲

而易入肌皮腸胃之外也此特舉暴飮水溢飮病之最淺者爲言耳仲景會其意即以飮證分之爲四統言其綱曰痰飮懸飮溢飮支飮大都爲由淺及深者商治失此不治而至於積水滔天即此四飮自有不可同語者矣其謂飮脉不弦但若喘短氣者見飮脉本弦飮脉不弦則水之積也不厚然亦害其陽氣微喘短氣而已其謂支飮亦喘而不能臥加短氣其脉平者見支飮上於胸膈喘而短氣其脉仍平有而若無纔有停積未至留伏故不見於脉也其謂脉浮而

細滑者傷飲見浮而細滑非傷風傷寒之比亦飲之初鬱氣分而未深也醫者於此時蚤思昏墊之災亟興己溺之念而行因勢利導之法患斯解矣否則證成深錮未流愈分伏根之所愈不可識經年撿方問藥漫圖成功其可得乎故凡見脉轉沉弦一派即當按法求之其曰脉沉者胸中有留飲短氣而渴四肢歷節痛言肺之治節不行宗氣不布故短氣氣不布則津亦不化故膈燥而渴脾氣不運水飲流於肢節而作痛也似此一證肺脾交病所稱飲入於胃遊溢

精氣上輸於脾脾氣散精上輸於肺之常者且轉而積寇兵資盜糧矣欲求其安寧可得乎五六論弦脈則曰咳者其脈弦爲有水曰雙弦者寒也皆大下後虛脈偏弦者飲也爲喘滿曰脈弦數有寒飲冬夏難治曰脈沉而弦者懸飲內痛此即沉潛水畜支飲急弦而廣其說除大下後其脈雙弦者有虛寒之別其偏弦者俱爲水飲也冬夏難治亦因用寒遠寒用熱遠熱之法不若春秋爲易施耳懸飲內痛謂懸飲結積於內其甚者則痛也更有沉緊之脈主心下痞堅面

色黧黑之證謂水挾腎寒雜揉於心肺之分則心下堅而面色黑也有脉伏而爲留飲之證積飲把持其脉而不露較濇脉尤甚矣又曰脉伏便利心下續堅此爲留飲欲去故也又曰久咳數歲其脉弱者可治實大數者死其脉虛者必苦冒本有支飲在胸中故也凡此皆病深而脉變當一一遡其流而窮其源者夫天樞開發胃和則脉和今爲痰飲凝結其中則開闔之機關不利而脉因之轉爲沉弦急弦偏弦弦數弦緊或伏而不見非亟去其痰飲亦胡繇脉復其常

耶淺者淺治深者深治淺深之間者適其中而治留
者可攻伏者可導堅者可削再一因循病深無氣灑
灑時驚不可救藥矣

痰飲留伏論

喻昌曰痰飲之證留伏二義最爲難明前論留飲者
留而不去伏飲者卽留飲之伏於內者也留飲有去
時伏飲終不去留伏之義已見一班而金匱奥義夫
豈渺言能盡謹再陳之金匱論留飲者三伏飲者一
曰心下有留飲其人背寒如掌大曰留飲者脇下痛

引缺盆曰胸中有留飲其人短氣而渴四肢歷節痛
言胸中留飲阻抑上焦心肺之陽而爲陰曀則其深
入於背者有冷無熱并阻督脉上升之陽而背寒如
掌大無非陽火内鬱之象也脇下爲手足厥陰上下
之脉而足少陽之脉則由缺盆過季脇故脇下引缺
盆而痛爲留飲偏阻木火不伸之象飲留胸中短氣
而渴四肢歷節痛爲肺不行氣脾不散精之象也合
三條而觀之心肺肝脾痰飲皆可留而累之矣其義
不更著耶至伏飲則曰膈上病痰滿喘咳吐發則寒

熱背痛腰疼目泣自出其人振振身瞤劇必有伏飲言胸中乃陽氣所治留飲阻抑其陽則不能發動然重陰終難蔽晛有時陽伸陰無可容忽而吐發其留飲可以出矣若更伏留不出乃是三陽之氣伸而復屈太陽不伸作寒熱腰背痛目泣少陽不伸風火之化鬱而并於陽明土中陽明主肌肉遂振振身瞤而劇也留飲之伏而不去其爲累更大若此然留飲伏飲仲景不言治法且自其過抑四藏一府之陽而求之則所云宜用溫藥和之者豈不切於此證而急以

之逼其陽乎所云苓桂术甘湯者雖治支滿目眩豈不切於此證而可倣其意乎故必深知比例始可與言往法也後人不明金匱之理妄生五飲六證之說即以海藏之明於五飲湯方下云一留飲在心下二支飲在脇下三痰飲在胃中四溢飲在膈上五懸飲在腸間而統一方以治之何其淺耶

再按痰飲總爲一證而因則有二痰因於火有熱無寒飲因於濕有熱有寒即有溫泉無寒火之理也人身熱鬱於内氣血凝滞蒸其津液結而爲痰皆

火之變現也○水得於濕留戀不消積而成飲究竟飲證熱濕釀成者多○寒濕釀成者少○蓋濕無定體○春曰風濕○夏曰熱濕○秋曰燥濕○冬曰寒濕○三時主熱○一時主寒○熱濕較寒濕三倍也○內經濕主太過痰飲爲病○治以諸熱劑○非指痰飲爲寒○後人不解妄用熱藥○藉爲口實○詎知凡治六淫之邪○先從外解○故治濕淫所勝○亦不遠熱以散其表邪○及攻裏自不遠於寒矣○況始先即不可表○而積陰阻遏身中之陽○亦必藉溫熱以伸其陽○陰邪乃得速去○若

遂指為漫用常行之法。豈不愚哉。

論苓桂朮甘湯

痰飲陰象。阻抑其陽。用此陽藥化氣以伸其陽。此正法也。茲所主乃在胸脇支滿目眩者何耶。靈樞謂心包之脉。是動則病胸脇支滿。然則痰飲積於心包。其病自必若是。目眩者痰飲阻其胸中之陽。不能布水精於上也。茯苓治痰飲伐腎邪滲水道。桂枝通陽氣和營衛開經絡。白朮治風眩燥痰水除脹滿。甘草得茯苓則不資滿而反泄滿本草亦曰甘草能下氣除煩滿故用之也。

論苓桂朮甘湯腎氣丸二方

金匱云夫短氣有微飲當從小便去之苓桂朮甘湯主之。腎氣丸亦主之。並出二方。其妙義愈益彰著。首卷辨息論中。已詳仲景分別呼吸言病之旨矣。今短氣亦分呼吸各出一方。呼氣之短用苓桂朮甘湯以通其陽陽化氣則小便能出矣。吸氣之短。用腎氣丸以通其陰。腎氣通則小便之關門利矣。一言半句。莫非精蘊。其斯以爲聖人乎。

論大小青龍湯

溢飲之證。水飲溢出於表。營衞盡爲之不利。必倣傷寒病營衞兩傷之法。發汗以散其水。而營衞通經脉。行則四肢之水亦散矣。究竟大青龍升天而行雲雨。小青龍鼓浪而奔滄海。治飲證必以小青龍爲第一義也。

合論十棗湯甘遂半夏湯二方

傷寒病兩脇痞滿而痛。用十棗湯下其痰飲。雜病雖非傷寒之比。而懸飲內痛。在脇則同。況脉見沉弦非亟奪其邪。邪必不去。脉必不返。所以用十棗湯不嫌其過峻也。凡病之在脇而當用下者。必倣此爲例也。至甘遂甘草湯之治留飲。微妙玄通非深入聖域莫能製之。内經但曰留者攻之耳。仲景於是析義以盡其變。無形之氣熱結於胃。則用調胃承氣攻之。熱結於腸。則用大小承氣攻之。有形之飲痞結於胸。則用陷胸湯攻之。痞結於脇。則用十棗湯攻之。留結於腸胃之間。則用甘遂半夏湯攻之。法曰。病者脉伏。其人欲自利。利反快。雖利心下續堅滿。此爲留飲欲去故也。甘遂半夏湯主之。脉道爲留飲所膈伏。而不行。其證欲下利。利反快。似乎留飲欲去。然雖欲去。不能去也。心下續堅滿。可見留飲之未已。及於腸。留飲之根仍著於胃。不剗其根。飲必不去。故立是方。甘遂甘草。大相反者。合而用之。俾其向留着之根。盡力一剗。得留者去而藥性已不存矣。正內經有故無殞之義也。又加白蜜同煎。留戀其藥。不致迸入。無過之地。其用半夏芍藥者。由水入土中。成其堅滿。半夏益土芍藥伐朮。抑何神耶。後世方書。并其草删去。神奇化為朽腐。製方立論。皆中人以下之事矣。竟何益哉。

合論木防已湯。葶藶大棗瀉肺湯。防已椒目葶藶大黄丸三方

三方皆治支飲上入膈中。而有淺深次第之分。首一方先治其肺中。一方顓治其肺。後一方兼治肺氣所傳之府。蓋支飲上入於膈。逼近心肺。與援腎邪。本文云。其人喘滿。心下痞堅。面色黧黒。其脉沉緊。得之數十日。醫吐下之。不愈。木防已湯主之。虚

者卽愈實者三日復發復與不愈者去石羔加茯苓芒硝蓋以支飲上入阻其氣則逆於肺間而爲喘滿阻其血則雜揉心下而爲痞堅腎氣上應其色黑血凝之色亦黑故黧黑見於面部然且姑緩心腎之治先治其肺肺之氣行則飲不逆而俱解耳木防巳味辛溫能散留飲結氣又主肺氣喘滿石羔辛甘微寒主心下逆氣淸肺定喘人參甘溫治喘消膈飲補心肺不足桂枝辛熱通血脉開結氣宣導諸藥在氣分服之卽愈若飲在血分深連

下焦必愈而復發故去石羔氣分之藥加芒稍入陰分開痰結消血癖合之茯苓去心下堅且伐腎邪也葶藶大棗湯大瀉其肺氣亦以氣停故液聚耳防已椒目葶藶大黃丸治腹滿口舌乾燥腸間有水氣之證乃肺氣膹鬱於上以致水飲不行於下而燥熱之甚用此丸急通水道以救金氣之膹鬱不治上而治其下故用丸劑也

合論小半夏湯小半夏加茯苓湯外臺茯苓飲三方前一方治支飲嘔而不渴者支飲上入膈中而至

於嘔從高而越其勢最便但嘔家本當渴渴則可徵支飲之全去若不渴其飲尚留去之未盡也不必加治但用半夏之辛温生薑之辛散再引其欲出之勢則所留之邪自盡矣中下方亦治卒嘔吐者但多心下痞膈間有水眩悸故加茯苓以去水伐腎而安心也後一方加人參枳實橘皮尤爲緊要治積飲既去而虛氣塞滿其中不能進食此證最多金匱孫附外臺一方啓誘後人非天民之先覺而誰

合論澤瀉湯厚朴大黄湯二方

二方之治支飲，俱從下奪，而有氣血之分，前後之辨。首一方爲支飲之在心下者，阻其陽氣之升降，心氣鬱極，火動風生，而作冒眩。惟是不治其冒眩，但利小便以泄其支飲，則陽自升而風火自息，仲景製方每多若此。後一方治支飲之胸滿者，夫支飲而至胸滿，在仲景自用大小陷胸湯治之，此方乃承氣之法，止可施於傷寒無形氣分熱結，而乃以治有質之痰飲，非仲景絲絲畢貫之法矣。其爲

編書者誤人更復何疑

論五苓散一方

本文云假令瘦人臍下有悸吐涎沫而癲眩此水也五苓散主之此尋常一方耳深維其義譬如以手指月當下了然蓋瘦人木火之氣本盛今以水飲之故下鬱於陰中挾其陰邪鼓動於臍則為悸上入於胃則吐涎沫及其鬱極乃發直上頭目為癲為眩巢氏病源云邪入之陰則癲夫陽鬱於陰其時不為癲眩出歸陽位反為癲眩者夾帶陰氣

而上也。故不治其癲眩。但散其在上夾帶之陰邪。則立愈矣。散陰邪之法。固當從表。然不知五苓散之表法爲長。以五苓散兼利其水耳。今世之用五苓散者。但知其爲分利前後水穀之方。不知其爲分利表裏陰陽之方。方下所云多飲暖水汗出愈之文。總置不録。何其淺耶。不但此也。即如小青龍一方。世但知爲發表之輕劑。全不知其爲利小水而設。夫山澤小龍養成頭角。乘雷雨而直奔滄海。其不能奮身而昇天。豈待問哉。所以金匱治支飲

五方。總不出小青龍一方爲加減。取其開通水道
千里不留行耳。
後世治痰飲有四法。曰實脾燥濕降火行氣。實脾燥
濕。二陳二术最爲相宜。若陰虛則反忌之矣。降火
之法。須分虛實。實用苦寒。虛用甘寒。庶乎可也。若
夫行氣之藥。諸方漫然。全無着落。謹再明之。風寒
之邪從外入內。裹其痰飲。惟用小青龍湯則分其
邪從外出。而痰飲從下出也。濁陰之氣從下入上。
裹其痰飲。用茯苓厚朴湯則分其濁氣下出。而痰

飲上出也。多怒則肝氣上逆而血亦隨之。氣血痰飲互結成癖。用柴胡鱉甲散以除之。多憂則脾氣內鬱而食亦不化。氣食痰飲亦互結成癖。用清痰丸以除之。多慾則腎氣上逆直透膜原結壘萬千。瞋脹重墜。不可以仰。用桂苓丸引氣下趨痰飲始豁也。

虛寒痰飲少壯十中間見一二。老人小兒十中常見四五。若果脾胃虛寒飲食不思。陰氣痞塞嘔吐涎沫者。宜溫其中。真陽虛者。更補其下。清上諸藥不可用也。
小兒慢脾風。痰飲阻塞竅隧。星附六君湯以醒之。
老人腎虛水泛。痰飲上湧。崔氏八味丸以攝之。
痰在膈上。大滿大實。非吐不除。然非定法也。使爲定
法。人人能用之矣。何必獨推子和哉。子和必相其
人可吐後乃吐之。一吐不徹俟再俟三緩以開之。
據云湧痰之法自有擒縱卷舒。其非浪用可知。
謹再論金匱不言之意以明之。傷寒論用汗吐下
和溫之法矣。至痰飲首當言吐者。仲景反不言之。

何耶其以吐發二字爲言者因喘滿而痰飲上溢從內而自發也其曰醫吐下之不愈亦非以吐爲咎也其曰嘔家本渴渴者爲欲解又屬望於從吐得解也胡竟不出可吐一語耶仲景意中謂痰飲證內多夾衝氣眩冒等證吐之則殆故不煩辭說直不以吐立法開後世之過端所以爲立法之祖也自子和以吐法擅名無識者爭趨捷徑貽誤不可勝道必會仲景意以言吐然後吐罔不當也

○今定吐禁一十二條

眩冒昏暈不可吐　氣高氣淺不可吐
積勞未息不可吐　病後新虛不可吐
脉道微弱不可吐　病勢險急不可吐
陽虛多汗不可吐　素慣失血不可吐
風雨晦冥不可吐　冬氣閉藏不可吐
多疑少決不可吐　吐後犯戒不可吐

○今定藥禁一十條

陰虛枯燥妄用二陳　陽虛多汗妄用青龍
心虛神怯妄用辛散　肺虛無氣妄用苦瀉

肝虛氣刺妄用龍薈　脾虛浮腫妄用滚痰

胃虛津竭妄用香燥　臟腑易動妄行湧泄

本非堅積妄行峻攻　血氣虛羸妄行鍼灸

律三條

凡熱痰乘風火上入。目暗耳鳴。多似虛證。誤行溫補。轉錮其痰。永無出路。醫之罪也。

凡痰飲隨食並出。不開幽門。徒溫其胃。束手無策。遷延誤人。醫之罪也。

凡遇腎虛水泛痰湧氣高喘急之證。不補其下。反清

其上必致氣脫而死醫之罪也

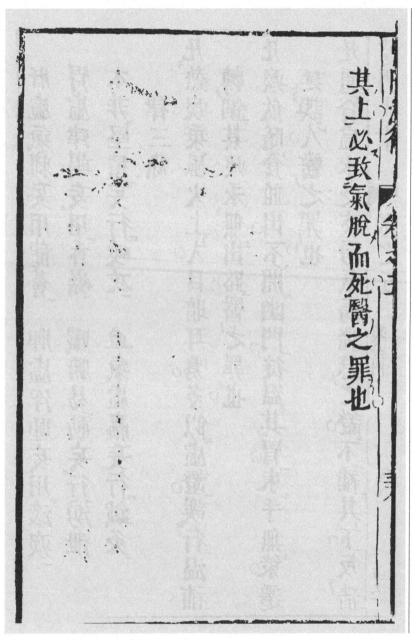

○苓桂朮甘湯

茯苓四兩　桂枝三兩　白朮三兩　甘草二兩

右四味以水六升煑取三升分温三服小便則利

○腎氣丸即八味丸方見中寒門

○甘遂半夏湯

甘遂大者三枚　半夏十二枚以水一升煑取半升去滓

芍藥五枚　甘草如指大一枚

右四味以水二升煑取半升去滓以蜜半升和

藥汁煎取八合頓服之

○十棗湯

芫花熬　甘遂　大戟各等分

右三味以水一升五合先煎大棗十枚取九合去滓內藥末强人服一錢匕羸人服半錢平旦溫服之不下者明日更加半錢得快下後糜粥自養

○大青龍湯

麻黄去節六兩　桂枝二兩去皮　甘草二兩炙

杏仁四十箇去皮尖　生薑三兩切　大棗十二枚

石膏如雞子大碎

右七味以水九升先煮麻黃減二升去上沫內諸藥煮取三升去滓溫服一升取微似汗汗多溫粉粉之

小青龍湯

麻黃三兩去節　芍藥二兩　五味子半升

乾薑三兩　甘草三兩炙　細辛三兩

桂枝三兩去皮　半夏半升

右八味以水一斗先煮麻黄減二升去上沫内諸藥煮取三升去滓温服一升

○木防已湯

木防已三兩　石羔十二枚雞子大碎　桂枝二兩

人參四兩

右四味以水六升煮取二升分温再服

○木防已加茯苓芒硝湯

木防已二兩　桂枝二兩　人參四兩

芒硝三合　茯苓四兩

右五味以水六升煑取二升去滓内芒硝再微煎分再服微利則愈

○澤瀉湯

澤瀉五兩　白术二兩

右二味以水二升煑取一升分溫服

○厚朴大黃湯

厚朴一尺　大黃六兩　枳實四枚

右三味以水五升煑取二升分溫再服

○小半夏湯

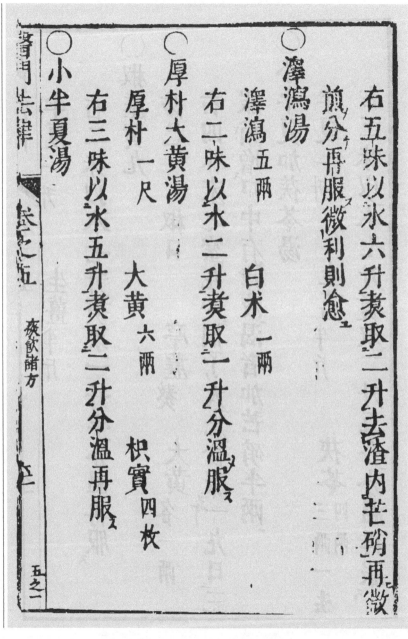

半夏一升　生薑半斤

右二味以水七升煮取一升半分溫再服

○椒藶黃丸

防已　椒目　葶藶熬　大黃各一兩

右四味末之蜜丸如梧子大先食服一丸日三

服稍增口中有津液渴者加芒硝半兩

○小半夏加茯苓湯

半夏一升　生薑半斤　茯苓三兩一法四兩

右三味以水七升煮取一升五合分溫再服

〇五苓散方見三氣門

〇外臺茯苓飲已上俱金匱方

茯苓　人參　白术各三兩

枳實二兩　橘皮二兩半　生薑四兩

右六味水六升煑取一升八合分溫三服如人行八九里進之

〇星附六君子湯即六君子加南星附子方見眩病門

〇崔氏八味丸方見中寒門

附備用方

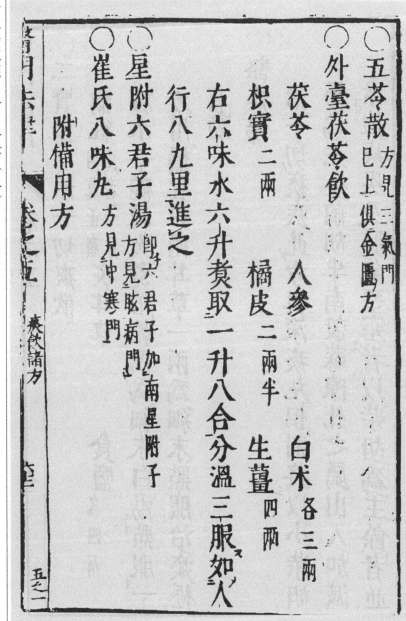

（一）二賢湯 治一切痰飲

橘紅用真正廣產者一斤 炙甘草 食鹽各四兩

右水一碗漫火煮焙乾搗為細末白湯點服一錢

方用橘紅四兩甘草一兩為細末點服治痰極有效

（一）豁痰湯

治一切痰疾此方與滚痰丸相副益以小柴胡湯為主合前胡半南殼蘇陳朴之屬山人加減素抱痰疾及肺氣壅塞者以柴胡為主餘者並

去柴胡以前胡爲生

柴胡　半夏各二錢　枯芩　人參脉盛有力者不用

甘草　紫蘇　陳皮　厚朴

南星　薄荷　枳殼　羌活各五分

水二盞薑五片煎八分不拘時服中風者加獨

活胸膈不利者加枳實內外無熱者去黃芩治

一切痰氣最効

○茯苓丸　一名指迷茯苓丸

本治臂痛具指迷方中云有人臂痛不能舉手

足或左右時復轉移由伏痰在内中脘停滯脾氣不流行上與氣搏四肢屬脾脾滯而氣不下故上行攻臂其脉沉細者是也後人爲此臂痛乃痰證也但治痰而臂痛自止及婦人產後發喘四肢浮腫者用此而愈

半夏二兩　茯苓一兩　枳殼去瓤麩炒半兩

風化朴硝二錢五分如一時未易成但以朴硝撒在竹盤中少時盛水置當風處即乾如芒硝刮取用亦可

右爲細末生薑汁煮麵糊丸如桐子大毎服三

十丸薑湯送下　累有人爲痰所苦夜間兩臂如人抽掣兩手戰掉茶盞亦不能舉服此隨愈痰藥方多惟此立見功効

○神术丸　治痰飲

茅山蒼术一斤製　生油麻半兩水二盞研取漿

大棗十五枚煑爛取肉

右三味和丸梧桐子大日乾毎服七十丸空心溫酒下

○老痰丸

潤燥開鬱降火消痰治老痰鬱痰結成粘塊凝
滯喉間肺氣不清或吐咯難出
天門冬去心　黄芩酒炒　海粉另研
橘紅去白各一兩　連翹半兩　桔梗
香附淡鹽水浸炒各半兩　青黛另研一錢　芒硝另研二錢
瓜蔞仁另研一兩
右爲細末煉蜜入薑汁少許和藥杵勻丸如龍
眼大噙嚥一丸清湯送細嚼之或丸如菉豆大
淡薑湯送下五六十丸

○瓜蔞半夏丸　治肺熱痰嗽

瓜蔞仁另研　半夏製各一兩

右爲細末，湯浸蒸餅爲丸，如梧桐子大，每服五十丸，薑湯下。

○千緡湯

治風痰壅盛，喘急，日夜不得臥，人扶而坐者，一服立愈。

半夏製大者七枚　皁莢炙去皮弦一寸　甘草炙一寸

右作一服，水一盞，薑三片，煎七分，溫服。

○御愛紫宸湯 解宿酒嘔噦惡心痰唾不進飲食

木香五分 砂仁 芍藥 檀香

茯苓 官桂 藿香各一錢 陳皮

乾葛 良薑 丁香 甘草炙各二錢

分二服每服水盞半煎七分不拘時服

○四七湯

治七情氣鬱結滯痰涎如破絮或如梅核咯之不出嚥之不下并治中脘痞滿痰涎壅盛上氣喘急

半夏三錢 茯苓二錢四分 厚朴一錢六分 紫蘇葉一錢二分

水二盞薑五片棗一枚煎七分服

大川芎丸

消風壅化痰涎利咽膈清頭目治頭痛旋運心忪煩熱頸項緊急肩背拘倦肢體煩疼皮膚瘙癢腦昏目疼鼻塞聲重面上遊風狀如蟲行

川芎 龍腦薄荷葉焙乾各七十五兩

桔梗一百兩 甘草爁三十五兩 防風去苗二十五兩

細辛洗五兩

右爲細末煉蜜搜和每一兩半分作五十丸每服一丸臘茶清細嚼下食後臨卧

○小胃丹

芫花 好醋拌勻過一宿於瓦器不住手攪炒令黒不可焦

甘遂 濕麪裹長流水浸半月煮曬乾

大戟 長流水煮一時再用水洗曬乾各半兩

大黄 濕紙裹煨勿令焦切焙乾再以酒潤炒熟焙乾一兩半

黄蘗 炒三兩

右爲末以白术膏丸如蘿蔔子大臨卧津液吞

下。或白湯送下。取膈上濕痰熱積。以意消息之。欲利空心服。一方加木香檳榔各半兩。

小川芎丸 治膈上痰

川芎二兩細剉慢火熬熟 川大黃二兩蒸令乾

右件焙乾為末。用不蛀皂角五七挺。溫水揉汁。絹濾出渣。瓦罐中熬成膏。和前二味為丸。如桐子大。每服五十丸。小兒三丸。薑湯下。

（一）旋覆花散 治心胸痰熱。頭目旋痛。飲食不下。

旋覆花 甘草炙各半兩 枳殼去瓤麩炒

石膏細研各二兩　赤茯苓　麥門冬去心
柴胡去苗　人參各一兩　犀角屑
防風去叉　黄芩各七錢半
右㕮咀，每服五錢，水一大盞，生薑半分，煎至五
分，去滓，食後良久溫服。
○化涎散　治熱痰，利胸膈，止煩渴。
凝水石煅研，一兩　鉛白霜另研　馬牙硝另研
雄黄另研，各一錢　白礬枯研　甘草半炙，各二錢
龍腦少許

右爲細末研匀每服一錢不拘時水調下小兒風熱痰涎用沙糖水調下半錢此藥太涼不可多服

○八珍丸 治膈痰結實滿悶喘逆

丹砂研半兩 犀角鎊 羚羊角鎊

茯神去木 牛黄研 龍腦研各二錢半

牛膽南星 硼砂研各一兩

右爲細末研匀煉蜜和丸如雞豆實大每服一丸食後細嚼人參荆芥湯下

○鵞梨煎丸

治熱痰涼心肺利咽膈解熱毒補元氣

大鵞梨二十枚去皮核用淨布絞取汁　薄荷生半斤研汁

皂角不蛀者十挺去皮子漿水二升挼取濃汁　白蜜半斤

生地黃半斤研取汁同上五味慢火熬膏和下藥　人參

白茯苓去皮　白蒺藜炒去刺　肉蓯蓉酒浸切焙乾

牛膝酒浸　半夏湯泡　木香各一兩

檳榔煨二兩　防風去叉　青橘皮去白

桔梗炒　羌活　白朮

山藥各七錢半 甘草炙各半兩

右為細末同煎膏拌勻杵令得所丸如梧子大每服五十丸加至二十丸食後荊芥湯送下日二服

○法製半夏 消飲化痰壯脾順氣

用大半夏湯洗泡七遍以濃米泔浸一日夜每半夏一兩用白礬一兩半研細溫水化浸半夏上留水兩指許頻攪冬月於煖處頓放浸五日夜取出焙乾用鉛白霜一錢溫水化又浸一日

夜過七日盡取出再用漿水慢火煮勿令滚候漿水極熟取出焙乾以磁器收貯每服一二粒食後細嚼溫薑湯下又一法依前製成半夏每一兩用白礬水少許漬半夏細飛硃砂末淹一宿斂乾焙用依前法亦可用生薑自然汁漬焙用

○神芎導水丸

黃芩一兩　黃連　川芎　薄荷各半兩

大黃二兩　滑石　黑牽牛頭末各四兩

河間製治一切熱證其功不可盡述設或久病熱鬱無悶瘦瘠老弱并一切證可下者始自十丸以爲度常服此藥除腸胃積滯不傷和氣推陳致新得利便快並無藥燥搔擾亦不困倦虛損遂病人心意或熱甚必急須下者使服四五十丸未効再服以意消息常服二三十丸不動臟腑有益無損或婦人血病下惡物加桂半兩病微者常服甚者取利因而結滯開通惡物自下也凡老弱虛人脾胃經虛風熱所鬱色黑齒

槁身瘦萎黄或服茸熱過度成三消等病若熱甚於外則肢體躁擾病於内則神志躁動怫鬱不開變生諸證皆令服之惟臓腑滑泄者或裏寒脉遲者或婦人經病産後血下不止及孕婦等不宜服

咳嗽門論二首　法十六條　律六條

咳嗽論

喻昌曰咳嗽一證○求之內經○搏而寡要○求之金匱○惟附五方於痰飲之後○亦無顓論○不得已問津於後代諸賢所述○珪璧琳瑯○非不勢然案頭○究竟各鳴已得而鮮會歸○昌不以漫然渺然之說○傳信後人○將何以爲言哉○盖嘗反覆內經之文○黃帝問於岐伯曰○肺之令人咳者何也○岐伯對曰○五藏六府○皆足令人咳○非獨肺也○此一語推開肺咳○似涉太驟○設當日先陳肺

醫門法律　卷之五

○咳以漸推詳○則了無疑義○後世有成法可遵矣○非然
也○聖神立言○不過隨文演義○微啓其端○苟必一一致
詳○即非片言居要之體○所以讀內經○貴在自得其要○
得其要○則一言而終○不得其要○則流散無窮○豈特論
咳嗽一證爲然哉○黄帝訓雷公之辭有曰○不知比類○
足以自亂○不足以自明○固知比類之法○不但足以蔽
內經之義○并足以蔽窮無窮極無極之義○管可窺天○
蠡可測海○內經千萬年脫畧之文○一知比類○直可合
符一堂○至於苟病當前○游刃恢恢○不待言矣○請申之

岐伯雖言五藏六府皆足令人咳其所重全在於肺觀其下文云皮毛者肺之合也皮毛先受邪氣邪氣以從其合也其寒飲食入胃從胃脉上至於肺則肺寒肺寒則內外合邪因而客之則爲肺咳此舉形寒飲冷傷肺之一端以明咳始之因耳內外合邪四字扼要比類之法重在於此人身有外邪有內邪有外內合邪有外邪已去而內邪不解有內邪已除而外邪未盡纔一比類了然明白奈何不辨之於蚤聽其釀患日深耶夫形寒者外感風寒也飲冷者內傷飲

食也風寒無形之邪入內與飲食有形之邪相合必留戀不舍治之外邪須從外出內邪須從下出然未可表裏並施也金匱五方總不出小青龍湯一方爲加減是內經有其論金匱有其方矣而內經金匱之所無者欲從比類得之果何從哉進而求之暑濕暑濕之邪皆足令人咳也蓋暑濕之外邪內入必與素蘊之熱邪相合增其煩咳宜從辛涼解散又當變小青龍湯之例爲白虎而兼用天水五苓之屬矣進而求之於火則有君相之合無內外之合而其足以令

入致咳者。十常八九。以心與肺同居膈上。心火本易於尅制肺金。然君火無爲而治。恒不自動。有時勞其心而致咳。息其心。咳亦自止。尚不爲剝床之災也。惟相火從下而上。挾君火之威而刑其肺。上下合邪。爲患最烈。治之亦可從外內合邪之例比擬。其或引或折。以下其火。俾不至於燎原耳。於中咳嗽煩寃。腎氣之逆。亦爲上下合邪。但濁陰之氣。上干清陽。爲膈肓遮蔽。任其煩寃。不能透出。亦惟下驅其濁陰。而咳自止矣。進而求之。於燥內外上下。初無定屬。或因汗吐太過而津越於外或因瀉利太久而陰亡於下或營血衰少不養於筋或精髓耗竭不充於骨乃致肺金日就乾燥火入莫禦咳無止息此時亟生其津亟養其血亟補其精水猶可爲也失此不治轉盼甕乾杯皮毛瘁色弊筋急爪枯咳引胸背弔脇疼痛諸氣膹鬱諸痿喘嘔嗌塞血泄種種危候相因而見更有何法可以沃其焦枯也耶經謂咳不止而出白血者死豈非肺受燥火煎熬而腐敗其血亦從金化而色白耶至於五藏六府之咳內經言之不盡者要亦可比

類而會通之耳昌一人知見有限由形寒飲冷傷肺一端比類以及暑濕火燥。不過粗枝大葉。啓發聰明之一助至從根本入理深譚。是必待於後人矣。

咳嗽續論

昌著咳嗽論。比類內經。未盡底裏。竊不自安。再取金匱嚼蠟。終日不輟。始得恍然有會。始知金匱以咳嗽叙於痰飲之下。有深意焉。葢以咳嗽必因之痰飲。而五飲之中。獨膈上支飲。最爲咳嗽根底。外邪入而合之固嗽。即無外邪。而支飲漬入肺中。自足令人咳嗽不已況支飲久蓄膈上其下焦之氣逆衝而上者尤易上下合邪也夫以支飲之故而令外邪可內下邪可上不去支飲其咳終無寧宇矣去支飲取用十棗湯不嫌其峻豈但受病之初即病蓄已久亦不能舍此別求良法其曰咳家其脈弦為有水十棗湯主之正謂急弦之脈必以去支飲為亟也猶易知也其曰夫有支飲家咳煩胸中痛者不卒死至一百日一歲宜十棗湯此則可以死而不死者仍不妨是方去其支飲不幾令人駭且疑乎凡人胸膈間孰無支飲其

害何以若此之失其去害何必若此之力益膈上為陽氣所治心肺所居支飲横據其中動肺則咳動心則煩搏擊陽氣則痛逼處其中營衛不行神魄無依則卒死耳至二百日一年而不死陽氣未散神魂未離可知惟亟去其邪可安其正所以不嫌於峻攻也掃除陰濁俾清明在躬較彼姑待其死何得何失耶其曰久咳數歲其脉弱者可治實大數者死其脉虚者必苦冒其人本有支飲在胸中故也治屬飲家夫不治其咳而治其飲仲景意中之隱不覺一言逗出

其實大數爲火刑金而無制故死其弱且虛爲邪正俱衰而易復故可愈也其曰咳逆倚息不得臥小青龍湯主之明外內合邪之證惟有小青龍的對一方耳然而用小青龍湯其中頗有精義須防衝氣自下而上重增濁亂也衝氣重增濁亂其咳不能堪矣傷寒證用大青龍湯無少陰證者可服脉微弱者不可服服之則肉瞤筋惕而亡陽雜證用小青龍湯亦恐少陰腎氣素虛衝任之火易於逆上衝任火上無咳且增煩咳况久咳不已顧可動其衝氣耶葢衝任二

脉與腎之大絡同起腎下出胞中腎虚不得固守於下則二脉相挾從少腹逆衝而上也於是用桂苓五味甘草湯先治其衝氣衝氣即低而反更咳胸滿者因水在膈間不散其病再變前方去桂加乾薑細辛以治其咳滿咳滿即止第三變而更復渴衝氣復發者以細辛乾薑爲熱藥也服之當遂渴而渴反止者爲支飲也支飲者法當冒冒者必嘔嘔者復内半夏以去其水水去嘔止第四變其人形腫者以水尚在表也加杏仁主之其證應内麻黄以其人遂痺故不

內之若逆而內之者必厥所以然者以其人血虛麻
黄發其陽故也第五變若面熱如醉此爲胃熱上衝
薰其面加大黄以利之嗟夫仲景治咳全不從咳起
見去其支飲下其衝氣且及下衝氣法中之法游刃
空虛全牛劃然已解何其神耶向也不解作者之意
祇覺無階可升何期比類而得外邪內入下邪上入
之端因復緣之金匱其精藴始得洞矚豈非神先告
之耶慰矣慰矣
內經秋傷於濕冬生咳嗽此脫文也訛傳千古今特

正之曰夏傷於暑長夏傷於濕秋必痎瘧秋傷於燥冬生咳嗽六氣配四時之理燦然明矣蓋濕者水類也燥者火類也濕病必甚於春夏燥病必甚於秋冬痎瘧明是暑濕合邪然濕更多於暑何反遺而不言至於咳嗽全是火燥見病何反以爲傷濕耶所以春夏多濕病者春分以後地氣上升天氣下降二氣交而濕蒸於中土膏水溽礎潤木津人身應之濕病見焉秋冬多燥病者秋分以後天氣不降地氣不升二氣分而燥呈其象草黄木落

山巔水枯人身應之燥病見焉然則咳嗽之爲傷燥豈不明哉

六氣主病風火熱濕燥寒皆能乘肺皆足致咳其濕咳即分屬於風火熱燥寒五氣中也風乘肺咳汗出頭痛痰涎不利火乘肺咳喘急壅逆涕唾見血熱乘肺咳喘急面赤潮熱甚者熱盛於中四末反寒熱移於下便泄無度燥乘肺咳皮毛乾槁細瘡濕癢痰膠便秘寒乘肺咳惡寒無汗鼻塞身疼發熱燥煩至於濕痰內動爲咳又必因風因火因熱

因燥因寒所致各不相同至其乘肺則一也
風寒外束華蓋散參蘇飲加聲音不出風邪入參荆
芥湯寒邪三拗湯遇冷咳發者橘皮半夏湯
火熱內熇加減瀉白散水煮金花丸加身熱如炙紫
菀膏
傷暑之咳自汗脉虛發渴人參白虎湯清暑益氣湯
傷濕之咳身重脉細痰多五苓散白术湯加喘滿浮
腫欬氣丸濕熱素蘊於中黃連解毒湯滚痰丸濕
熱素蘊於上連聲迸氣不還者桑白皮散

傷燥之咳痰粘氣逆血腥杏仁蘿蔔子丸清金潤燥
天門冬丸鳳髓湯加面目浮腫蜜酥煎
內傷之咳治各不同火盛壯水金虛崇土鬱甚舒肝
氣逆理肺食積和中房勞補下用熱遠熱用寒遠
寒內已先傷藥不宜峻至於上焦虛寒嘔唾涎沫
則用溫肺湯上中二焦俱虛則用加味理中湯三
焦俱虛則用加味三才湯
傷腎之咳氣逆煩寃牽引腰腹俛仰不利六味地黃
湯加五味子水飲與裏寒合作腹痛下利真武湯

於中有燥咳熱移大腸亦主腹痛下利毫釐千里尤宜辨之

營衛兩虛之咳營虛發熱衛虛自汗或惡寒寧肺湯

虛勞之咳五味黃芪散麥門冬飲

心火刑肺見血人參芎歸湯

乾咳無痰火熱內壅用四物桔梗湯開提之傷酒熱積用瓊玉膏滋潤之色慾過度腎水不升用八味丸蒸動之

上半日咳多火在陽分宜白虎湯下半日咳多火在

陰分宜四物芩連湯

久咳肺損肺痿痰中見血潮熱聲颯人參養肺湯血腥喘之鍾乳補肺湯久咳宜收濇者人參清肺湯加聲音不出訶子散

膏粱致咳比濕熱內蘊例治之加色慾過度元氣虛損又不可盡攻其痰辛苦致咳比風寒外束例治之加外寒裹其內熱須分寒熱多少以消息而施表裏兼治之法

律六條

凡治咳不分外感内傷虛實新久襲用清涼藥少加疎散者因仍苟且貽患實深良醫所不爲也

凡治咳遇陰虛火盛乾燥少痰及痰咯艱出者妄用二陳湯轉刼其陰而生大患者醫之罪也

凡咳而且利上下交征而不顧其人中氣者十無一起如此死者醫殺之也

此有肺熱腎寒兩證水火不同毋論用涼用溫總以回護中氣爲生

凡邪盛咳頻斷不可用刼澀藥咳久邪衰其勢不銳

方可澀之誤則傷肺必至咳無休止坐以待斃醫

之罪也

凡屬肺痿肺癰之咳誤作虛勞妄補陰血轉滯其痰

因致其人不救者醫之罪也

凡咳而漸至氣高汗漬宜不俟喘急痰鳴急補其下

若仍治標亡本必致氣脫卒亡醫之罪也

金匱治欬五方　小青龍湯方見痰飲門

○桂苓五味甘草湯

茯苓四兩　桂枝四兩去皮　甘草三兩炙　五味子半升

右四味，以水八升，煮取三升，去滓，分三温服。

○苓甘五味薑辛湯

茯苓四兩　甘草三兩　乾薑三兩

細辛三兩　五味子半升

右五味，以水八升，煮取三升，去滓，温服半升，日三服。

○茯苓五味甘草去桂加薑辛夏湯

茯苓四兩　甘草二兩　細辛二兩

乾薑二兩　五味子　半夏各半升

右六味以水八升煑取三升去滓溫服半升日三

三服

○茯苓甘草五味薑辛湯本方加大黄名曰苓甘薑味辛夏仁黄湯

茯苓四兩　甘草三兩　五味半升　乾薑三兩

細辛三兩　半夏半升　杏仁半升去皮尖

以水一斗煑取三升去滓溫服半升日三服

○華蓋散

麻黄去根節　紫蘇子炒　杏仁去皮尖炒

桑白皮炒　赤茯苓去皮　橘紅已上各一

甘草五錢

水二鍾，生薑五片，紅棗二枚，煎至一鍾，去渣，不拘時服。

○參蘇飲

人參　蘇葉　乾葛　前胡

陳皮　枳殼　半夏　茯苓各八分

木香　桔梗　甘草各五分

水二盞薑五片棗二枚煎一盞熱服

○人參荆芥湯

陳皮　荆芥穗　人參　半夏

通草　麻黄　桔梗各一錢　杏仁

細辛　甘草各五分

水二盞薑三片棗二枚煎服

○三拗湯

生甘草　麻黄不去節　杏仁留去尖

右㕮咀二錢水二盞薑三片煎八分食遠服若增寒惡風取汗解加桔梗荊芥名五拘湯治咽痛

○橘皮半夏湯

陳皮半兩　半夏製二錢半

右爲末作二服水盞半薑十片煎七分溫服

○加減瀉白散

桑白皮錢半　地骨皮　陳皮　青皮

桔梗　甘草炙　黃芩　知母各七分

右水二盞煎八分食後溫服

○水煑金花丸

南星　半夏生各一兩　寒水石一兩煆存性

天麻五錢　白麪三兩　雄黃一錢

右爲細末滴水爲丸小豆大每服五七十丸至百丸煎沸湯下藥丸煑浮爲度撈出淡漿浸另用生薑湯下

○紫菀膏

枇杷葉去毛　木通　款冬花

紫苑　杏仁去皮尖炒　桑白皮炙，各一兩

大黄半兩

右爲細末，煉蜜丸櫻桃大，夜間噙化三五丸。

○人參白虎湯方見三氣門

○清暑益氣湯方見三氣門

○五苓散方見三氣門

○白术湯方見三氣門

○欸氣丸

青皮　陳皮　檳榔　木香

杏仁 茯苓 郁李仁去皮 川當歸
廣茂 馬兜鈴炮 葶藶各三錢 人參
防巳各四錢 牽牛頭末二兩半
右爲細末薑汁麵糊丸如梧桐子大每服二十
丸加至七十丸食後薑湯送下

○黄連解毒湯

黄連二錢 黄芩 黄栢 梔子各一錢
水二盞煎一盞溫服

○滾痰丸方見痰飲門

○桑白皮散

桑白皮炒　桔梗　川芎　防風

薄荷　黄芩　前胡　柴胡

紫蘇　赤茯苓　枳殼　甘草各等分

右㕮咀每服七錢薑三片棗一枚煎七分食遠服

○杏仁蘿蔔子丸

杏仁　蘿蔔子炒各一兩

右爲末粥糊丸桐子大每服五十丸白湯下

○清金潤燥天門冬丸

治肺藏壅熱咳嗽痰唾稠粘

天門冬去心一兩半焙　百合　前胡

貝母煨　半夏湯洗去滑　桔梗

桑白皮　防巳　紫菀

赤茯苓　生地黃　杏仁湯浸去皮尖雙仁炒

炒黃研如膏巳上各七錢半

右為細末煉蜜和搗二三百杵丸如桐子大每服二十丸不拘時生薑湯下日三服　又方去防巳前胡桑皮赤茯加麥門冬人參肉桂阿膠

陳皮甘草各三十兩糯米粉弁黃蠟一兩成粥更入蜜再熬和勻丸如櫻桃大每服一丸同生薑細嚼下治肺經內外合邪咳嗽語聲不出咽喉妨礙狀如梅核噎塞不通膈氣噎食皆可服

又方單用天門冬十兩生地三斤取汁爲膏麥冬八兩膏子爲丸如桐子大每服五十丸逍遙散下逍遙散須去甘草加人參治婦人喘嗽手足煩熱骨蒸寢汗口乾引飲面目浮腫

○鳳髓湯　治咳嗽大能潤肺

牛髓一斤取脛骨中者 白蜜半斤 杏仁四兩去皮尖研如泥

乾山藥四兩炒 胡桃仁去皮四兩另研

右將髓蜜二味沙鍋內熬沸以絹濾去渣盛磁瓶內將杏仁等三味入瓶內以紙密封瓶口重湯煮一日夜取出冷定每早晨白湯化一二匙服

○蜜酥煎

白沙蜜一升 牛酥一升 杏仁三升去皮尖研如泥

右將杏仁於磁盆中用水研取汁五升淨銅鍋

內勿令油膩垢汚傾三升汁於鍋內刻木記其淺深減記又傾汁二升以緩火煎減所記處即入蜜酥二味煎至記處藥成置淨磁器中每日三次以溫酒調一匙或以米飲白湯皆可調服七日唾色變白二七唾稀三七嗽止此方非獨治嗽兼補虛損去風燥悅肌膚婦人服之尤佳

○溫肺湯

陳皮　半夏　肉桂　乾薑

白芍藥　杏仁各一錢　五味子　細辛

甘草各四錢

水盞半煎八分食後服仁齋方有阿膠無芍藥

○加味理中湯 治脾肺俱虛咳嗽不已

人參 白朮 茯苓

甘草炙 陳皮 半夏

乾薑 五味子 細辛

右㕮咀每服三錢薑三片棗一枚煎七分食遠服

○加味三才湯

天門冬　生地黄　人參各等分

水煎服。

〇六味地黄湯

地黄二錢　牡丹皮一錢　白茯苓一錢

山藥一錢　山茱萸一錢五分　澤瀉七分

水煎食前服。

〇寧肺湯

人參　當歸　白术　熟地

川芎　白芍　五味子　麥門冬

桑皮　白茯苓　甘草炙各七分　阿膠炒一錢

右水二盞薑三片紫蘇五葉煎八分食遠服

○五味黄芪散

麥門冬　熟地黄各一錢　桔梗

黄芪各錢半　五味子　人參

芍藥　甘草各五分

右作一服水二盞煎八分食後溫服

○麥門冬飲

川芎　當歸　白芍

生地　黄栢　知母
麥門冬各一錢　五味子十五粒　桑皮八分
水二盞薑一片棗一枚煎八分食後服

○人參芎歸湯

當歸　川芎　白芍藥各二分
人參　半夏　陳皮
赤茯苓　阿膠炒成珠　細辛
北五味　甘草炙各一分
右㕮咀每服五錢薑三片棗一枚煎服

○四物桔梗湯

當歸　川芎　芍藥

熟地　桔梗　黄蘗炒各一錢

右水二盞煎八分加竹瀝半盞薑汁一匙和匀服

○瓊玉膏

人參十二兩　白茯苓十五兩　琥珀

沉香各半兩　大生地十斤洗淨銀石器內杵細取自然汁盛忌鐵器

白蜜五斤熬去沫

右本方原無沉香琥珀乃臞仙加入自云奇効異常今錄其方先以地黃汁同蜜熬沸攪勻用絹濾過將人參等為細末和蜜汁入磁瓶或銀瓶內用棉紙十數層加箬封固瓶口入砂鍋內或銅鍋內以長流水煑沒瓶頸用桑柴火煑三晝夜取出換過油單臘紙扎口懸浸井中半日以出火氣提起仍煑半日以出氣然後收藏每日清晨及午後取一二匙用溫酒一兩調服白湯調亦可忌雞犬見

○八味丸方見中寒門

○白虎湯方見三氣門

○四物芩連湯即四物湯加黄芩黄連方見[illegible]門

○人參養肺湯

人參　阿膠　貝母　杏仁去皮尖

桔梗　茯苓　桑皮　枳實炒

甘草各五分　柴胡一錢　五味子十二粒

右水二盞薑三片棗一枚煎八分食後服

○鍾乳補肺湯

鍾乳粉另研如米　桑皮各三兩　肉桂
白石英另研如米　五味子　款冬花
紫菀茸　麥門冬　人參各二兩
右爲粗末次以鍾乳石英同和勻每服四錢水
盞半薑五片棗一枚粳米一小撮煎七分去渣
食後服

○訶子散　治久嗽語聲不出
訶子肉炒　通草各錢　杏仁去皮尖炒一錢
水二盞薑三片棗一枚煎八分食後服

○真武湯方見中寒門

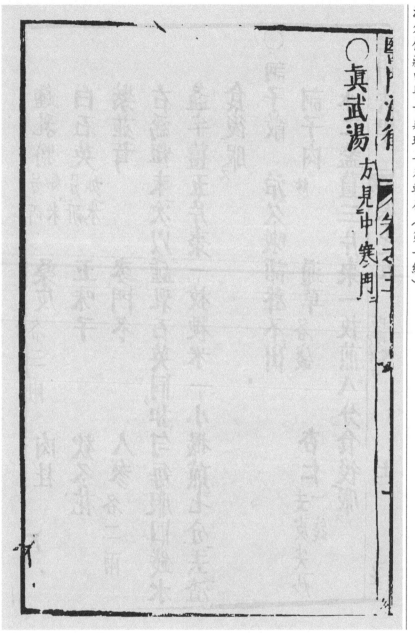

關格門　論二首　律三條

關格論

喻昌曰關格之證自靈素以及難經仲景脉法皆深言之然無其方也後世以無成方依傍其中玄言奧義總不參研空存其名久矣間有以無師之智臨證處方傳之於書眼中金屑不適於用可奈之何謹以尚論之懷暢言其理素問謂人迎一盛病在少陽二盛病在太陽三盛病在陽明四盛以上爲格陽寸口一盛病在厥陰二盛病在少陰三盛病在太陰四盛

已上爲關陰人迎與寸口俱盛四倍以上爲關格關格之脉羸不能極於天地之精氣則死矣此以三陽之府三陰之藏分診於結喉兩旁人迎之位兩手寸口太淵之位蓋隨人迎寸口經脈之行度而施其刺法也靈樞言刺之從所分人迎之盛瀉其陽補其所合之陰二瀉一補從所分寸口之盛瀉其陰補其所合之陽二瀉一補皆以上氣和乃止至於用藥則從兩手寸關尺三十部之脉辨其藏府之陰陽故靈樞復言邪在府則陽脉不和陽脉不和則氣留之氣留之

則陽氣盛矣陽氣大盛則陰脉不和陰脉不和則血留之血留之則陰氣盛矣陰氣太盛則陽氣不能榮也故曰關陽氣太盛則陰氣不能榮也故曰格陰陽俱盛不能相榮也故曰關格關格者不能盡期而死也此則用藥之權衡隨其脉之尺陰寸陽偏盛俱盛而定治耳越人宗之發爲陰乘陽乘之脉因推其乘之之極上魚爲溢入尺爲覆形容陰陽偏而不返之象精矣至仲景復闢三大法門謂寸口脉浮而大浮爲虛大爲實在尺爲關在寸爲格關則不得小便格

則吐逆從兩手寸口關陰格陽過盛中察其或浮或大定其陽虛陽實陰虛陰實以施治療蓋於靈樞陽太盛則陰不能榮陰太盛則陽不能榮以及越人陰乘陽乘之法加以浮大之辨而虛實始得燎然不爾關則定為陰實格則定為陽實矣抑何從得其微細耶此一法也謂心脉洪大而長是心之本脉也上微頭小者則汗出下微本大者則關格不通不得尿頭無汗者可治有汗者死此則深明關格之源由於五志厥陽之火遏鬱於心胞之内其心脉上微見頭小

亦陽虛之驗下微見本大亦陽實之驗頭無汗者可治有汗則心之液外亡自焚而死矣在二陽之病發心脾且不得隱曲男子少精女子不月傳爲風消索澤而不治況關格之病精氣竭絕形體毀阻離絕菀結憂愁恐怒五藏空虛氣血離守厥陽之火獨行上合心神同處於方寸之內存亡之機間不容髮可不一辨察之乎此一十法也謂趺陽脉伏而濇伏則吐逆水穀不化濇則食不得入名曰關格診趺陽足脉或伏或濇辨胃氣所存幾何伏則水穀入而不化胃氣

之所存可知矣濇則并其食亦不得入胃氣之所存更可知矣榮衛之行遲水穀之入少中樞不運下關上格豈待言哉此三法也仲景金針暗度有此三法太槩在顧慮其虚矣因是上下古今搜採群言而諸大老名賢無一論及此證者惟雲岐子述其陰陽反背之狀傳其所試九方譬如航海萬里得一聲氣相通之侶欣慰無似遑計其短乎然不欲後人相安其說又不忍緘口無言也其謂陰陽易位病名關格胸膈上陽氣常在則熱爲主病身半已下陰氣常在則

寒爲主病。胸中有寒。以熱藥治之。丹田有熱。以涼藥治之。若胸中寒熱兼有。以主客之法治之。治主當緩。治客當急。此從傷寒論胸中有寒丹田有熱立說。實非關格本證。所引內經運氣治主客之法。亦屬無據。至於靈素難經金匱之文。絕不體會所定諸方。渾入後人惡劣。寡白。觀之殊不慊耳。方中小疵雜用二陳五苓枳殼厚朴檳榔木香是也。方中太疵雜用片腦麝香附子皂角牽牛大黃朴硝是也。夫陰陽不交各造其偏。而謂陰反在上。陽反在下。可乎。九死一生之證而以覇術刼奪其陰陽可乎仲景之以趺陽爲診者正欲人調其榮衞不偏陰偏陽一味冲和無忤聽胃氣之自爲敷布由一九而二八三七四六乃始得協於平也豈一蹴所能幾耶故不問其關於何而開格於何而通一惟求之於中握樞而運以漸透於上下俟其趺陽脉不伏不濇營氣前通乃加意於營衞氣前通乃加意於衞因其勢而利導之庶不與藥扞格耳若營氣纔通卽求之衞衞氣纔通卽求之營且爲生事喜功況躁不能需亟思一逞乎夫死裏求生

之治須得死裏求生之人。嗒然若喪。先熄其五志交煽之火。治吐逆之格。由中而漸透於上。治不溲之關。由中而漸透於下。治格而且關。由中而漸透於上下。所謂三年之艾。不蓄則不免死亡。蓄之則免於死亡矣。人亦何爲而不蓄之耶。或者病余不立一方。此終身不靈之人也。寧無見其方而反惑耶。不得已姑立進退黃連湯一方。要未可爲中人道也。

進退黃連湯方論

喻昌曰。黃連湯者。仲景治傷寒之方也。傷寒胸中有熱胃中有邪氣腹中痛欲嘔吐者黄連湯主之以其胃中有邪氣阻遏陰陽升降之機而不交於中土於是陰不得升而獨治於下爲下寒腹中痛陽不得降而獨治於上爲胸中熱欲嘔吐與此湯以升降陰陽固然矣而濕家下之舌上如胎者丹田有熱胸中有寒亦用此方何耶後人牽强作解不得製方之旨又安能取裁其方耶蓋傷寒分表裡中三治表裏之邪俱盛則從中而和之故有小柴胡湯之和法於人參甘草半夏生薑大棗助胃之中但加柴胡一味透表

黄芩一味透裏尚恐圭角少露有碍於和於是去滓復煎漫無異同飲入胃中聽胃氣之升者帶柴胡出表胃氣之降者帶黄芩入裏一和而表裏之邪盡服其有未盡者加工治之不相扞格矣至於丹田胸中之邪則在於上下而不爲表裡即變柴胡湯爲黄連湯和其上下以桂枝易柴胡以黄連易黄芩以乾薑代生薑飲入胃中亦聽胃氣之上下敷布故不問上熱下寒上寒下熱皆可治之也夫表裏之邪則用柴胡黄芩上下之邪則用桂枝黄連表裏之邪則用生

薑之辛以散之上下之邪則用乾薑之辣以開之仲景聖法灼然矣昌欲進退其上下之法操何術以進退之耶前論中求之於中握樞而運以漸透於上下俟其營氣前通衛氣前通而爲進退也然而難言之矣格則吐逆進而用此方爲宜葢太陽主開太陽不開則胸間窒塞食不得入入亦復出以桂枝爲太陽經藥和營衛而行陽道故能開之也至於五志厥陽之火上入桂枝又不可用矣用之則以火濟火頭有汗而陽脫矣其關則不得小便退之之法從胃氣以

透入陰分桂枝亦在所不取但胃之關門已閉少陰主闔少陰之氣不上胃之關必不開矣昌意中尤謂少陰之脉沉而滯與趺陽之脉伏而濇均是病也內經常兩言之曰腎氣獨沉曰腎氣不衡夫真氣之在腎中猶權衡也有權有衡則關門時開時闔有權無衡則關門有闔無開矣小溲亦何從而出耶是則腎氣丸要亦退之之中所有事矣腎氣交於胃則關門開交於心則厥陽之火隨之下伏有不得不用之時矣進退一方於中次第若此夫豈中人所能辨哉

律四條

凡治關格病。不知批郄導窾。但冀止嘔利溲。亟治其標。伎窮力竭。無益反損。醫之罪也。

凡治關格病。不參診人迎趺陽太衝三脈。獨持寸口。已屬疎略。若并寸口陰陽之辨懵然。醫之罪也。

凡治關格病。不辨脉之陽虛陽實。陰虛陰實。而進退其治。盲人適路。不辨東西。醫之罪也。

凡治關格病。不崇王道。輙操霸術。逞已之能。促人之死。醫之罪也。

雲岐子關格九方錄出備覽臨證製方懲而改之亦師資之法也

○栢子仁湯

人參　半夏　白茯苓

陳皮　栢子仁　甘草炙

麝香少許另研

右生薑煎入麝香調勻和服加郁李仁更妙

按此方用六君子湯去白朮之滯中加栢子仁郁李仁之潤下少加麝香以通關竅非不具一種苦

心然終不識病成之理不知游刃空虛欲以麝香開竅適足以轉閉其竅耳

○人參散

人參　麝香　片腦各少許

右末甘草湯調服

按此方輒用腦麝耗散眞氣纔過胸中大氣宗氣穀氣交亂生機索然盡矣能愈病乎

○旣濟丸　治關格脉沉細手足厥冷者

熟附子童便浸　人參各一錢　麝香少許

右末糊丸桐子大麝香爲衣每服七丸燈心湯下

按方下云脉沉細手足厥冷全是腎氣不升關門不開之候參附固在所取但偏主於陽無陰以攝之亦何能既濟耶且以麝香爲衣走散藥氣無餘下達即使藥下關開小便暫行其格必愈甚矣

○檳榔益氣湯　治關格勞後氣虛不運者

檳榔多用　人參　白朮

當歸　黃芪　陳皮

升麻　甘草　柴胡

枳殼　生薑煎服

按此方用補中益氣加檳榔枳殼且云檳榔多用意謂補中益氣之升檳榔之墜一升一墜關格可通耳不知升則逾格墜則逾關皆必不得之數也

○木通二陳湯　治心脾疼後小便不通皆是痰隔於中焦氣滯於下焦

木通　陳皮去白　白茯苓

半夏薑製　甘草　枳殼

右生薑煎服服後徐徐探吐更不通服加味小胃

丹加味控涎丹

按此復以二陳加木通枳殼赤即補中益氣加檳榔枳殼之法但關格病屬火者多屬痰者少酷日當空得片雲掩之不勝志喜人身火患頓可盡切其痰乎况痰膈不廉亦不關關格病廉不能極於天地之精氣明是陰精日削陽光月亢之候乃欲舉痰爲治且服小胃控涎等屬藥是何言歟

導氣清利湯　治關格吐逆大小便不通

猪苓　澤瀉　白术　人參　藿香　栢子仁

半夏　陳皮　甘草　木通　梔子　白茯苓
檳榔　枳殼　大黃　厚朴　麝香　黑牽牛

右生薑煎服兼服木香和中丸吐不止灸氣海天樞如又不通用蜜導

按此方彙聚通利之藥少佐參朮以為導氣之功無往不到矣不知淹淹一息之人有氣可鼓而開其久閉之關乎纔入胃中立增吐逆尚謂吐不止灸氣海天樞加以火攻可堪之乎大便不通用蜜導小便不通用何道之可惱可笑

〇加味麻仁丸　治關格大小便不通

大黃一兩　芍藥　厚朴　當歸　杏仁　麻仁

檳榔　木香　枳殼各五錢　右爲末蜜丸熟水下

按此方顯力於通大便。吾恐大便未通胃氣先損，食愈不納矣。不思大便即通利如常，其關格固自若也。服此丸一次必增困三倍，連服必不救矣。

〇皂角散　治大小便關格不通經三五日者

大皂角燒存性

右爲末米湯調下。又以猪脂一兩煮熟以汁及脂

俱食之又服八正散加檳榔枳殼朴硝桃仁燈心草茶根

按此等作用只顧通二便之標不深求關格之本詎知皂角末入胃千鍼攢簇肥人萬不可堪況羸人乎隨服入脂入膏已不能救其浚削況更加桃仁朴硝助殘乎

○大承氣湯　方見四卷

按此乃治傷寒胃實之方用治關格倒行逆施草菅人命莫此為甚

九方不達病成之理，漫圖弋獲，其以峻藥加入六君子湯、補中益氣湯中，猶可言也；其以峻藥加入二陳湯及八正、承氣等方，不可言矣。至於片腦、麝香、皂角等藥，驟病且不敢輕用，況垂斃者乎？使轉出轉窮，所以為不學無術、徒讀父書之流歟。

（一）進退黃連湯方　自擬方論見前

黃連薑汁炒　乾薑炮　人參人乳拌蒸，一錢五分

桂枝一錢　半夏薑製，一錢五分　大棗二枚

進法：用本方七味，俱不製，水三茶盞，煎一半，溫服。

退法不用桂枝黃連減半或加肉桂五分如上逐
味製熟煎服法同但空朝服崔氏八味丸三錢半
饑服煎劑耳
崔氏八味丸方見二卷
○資液救焚湯　自擬　治五志厥陽之火
生地黃二錢取汁　麥門冬二錢取汁　人參一錢五分人乳拌蒸
炙甘草一錢　真阿膠一錢　胡麻仁一錢炒研
栢子仁七分炒　五味子四分　紫石英一錢
寒水石一錢　滑石一錢　三味俱敲碎不為末

生犀汁三分研折　生薑汁二茶匙

右除四汁及阿膠其八物用名山泉水四茶杯緩火煎至一杯半去渣入四汁及阿膠再上火略煎至膠烊化斟出調牛黃細末五釐日中分二三次熱服空朝先服崔氏八味丸三錢

自不獲已聊擬二方為治關格之榜樣至於病變無方生心之化裁亦當與之無方初非以是印定學人眼目且并向痴人說夢也

醫門法律卷之六

西昌喻昌嘉言甫著

消渴門

論二首　法四條　律五條

消渴論

喻昌曰消渴之患常始於微而成於著始於胃而極於肺腎始如以水沃焦水入猶能消之既而以水投石水去而石自若至於飲一溲一飲一溲二則燥火刼其眞陰操立盡之術而勢成熇熇矣內經有其論無其治金匱有論有治矣而集書者採傷寒論厥陰

經消渴之文湊入後人不能決擇斯亦不適於用也蓋傷寒傳經熱邪至厥陰而盡熱勢入深故渴而消水及熱解則不渴且不消矣豈雜證積漸爲患之比乎謹從內經擬議言之經謂凡治消癉仆擊偏枯痿厥氣滿發逆肥貴人則膏粱之疾也此中消所繇來也肥而不貴食弗給於鮮貴而不肥食弗過於饕肥而且貴醇酒厚味孰爲限量哉久之食飲釀成內熱津液乾涸求濟於水然水入尚能消之也愈消愈渴其膏粱愈無已而中消之病遂成矣夫既癉成爲消

中。隨其或上或下。火熱熾盛之區。以次傳入矣。上消者胃以其熱上輸於肺。而子受母累。心復以其熱移之於肺。而金受火刑。金者生水而出高源者也。飲入胃中。遊溢精氣而上。則肺通調水道而下。今火熱入之高源之水。爲暴虐所逼。合外飲之水。建瓴而下。飲一溲二。不但不能消外水。且并素醞水精。竭絕而盡輸於下。較大腑之暴注暴泄。尤爲甚矣。故死不治也。所謂由心之肺。謂之死陰。死陰之屬。不過三日而死者此之謂也。故飲一溲二。第一危候也。至於胃以其熱由關門下傳於腎腎或以石藥耗其眞女謁竭其精者陽強於外陰不內守而小溲渾濁如膏飲一溲一腎消之證成矣經謂石藥之性悍又謂脾風傳之腎名曰疝瘕少腹寃熱而痛出白液名曰蠱明指腎消爲言醫和有云女子陽物也晦淫則生內熱惑蠱之疾此解寃熱及蠱義甚明王太僕謂消爍肌肉如蠱之蝕日漸損削乃從消字起見淺矣淺矣夫惑女色以喪志精泄無度以至水液渾濁反從火化亦最危候經云君火之下陰精承之故陰精有餘足以上

承心火則其人壽陰精不足心火直下腎中陽精所降其人夭矣故腎者胃之關也關門不閉則水無餘泄而爲腫滿關門不閉則水無底止而爲消渴消渴屬腎一證金匱原文未脫其曰飲一斗溲一斗者腎氣丸主之於以蒸動精水上承君火而止其下入之陽光此正通天手眼張子和輒敢詆之既詆仲景復詆河間謂其神芎丸以黃芩味苦入心牽牛大黃驅火氣而下以滑石引入腎經將離入坎真得黃庭之秘顛倒其說阿私所好識趣卑陋若此又何足以入

仲景之門哉何栢齋消渴論中已辨其非昌觀戴人
吐下諸案中從無有治消渴一案者可見無其事即
無其理矣篇首論火一段非不有其理也然以承氣
治壯火之理施之消渴又無其事矣故下消之火水
中之火也下之則愈燔中消之火竭澤之火也下之
則愈傷上消之火燎原之火也水從天降可滅徒攻
腸胃無益反損夫地氣上為雲然後天氣下為雨是
故雨由地氣地氣不上天能雨乎故亟升地氣以慰
三農與亟升腎氣以溉三焦皆事理之必然者耳不

與昔賢二爲分辨後人亦安能行其所明哉

消渴續論

冒著消渴論聊會內經大意謂始於胃而極於肺腎定爲中上下之三消其他腸消食㑊等證要亦中上之消耳然未得金匱之實據必恒不躐越一十歲忽憶內經云有所勞倦形氣衰少穀氣不盛上焦不行胃氣熱熱氣薰胸中故內熱恍然悟胸中受病消息唯是胃中水穀之氣與胸中天真灌注環周乃得清明在躬若有所勞倦傷其大氣宗氣則胸中之氣衰少

胃中穀氣因而不盛穀氣不盛胸中所傷之氣愈益難復而不能以充行於是穀氣留於胃中胃中鬱而爲熱熱氣熏入胸中混合其衰少之氣變爲內熱胸胃間不覺易其冲和之舊矣求其不消不渴寧可得乎透此一關讀金匱所不了了者今始明之其云寸口脉浮而遲浮即爲虛遲即爲勞虛則衛氣不足勞則營氣竭趺陽脉浮而數浮則爲氣數則消穀而大堅氣盛則溲數溲數則堅堅數相搏即爲消渴舉寸口以候胸中之氣舉趺陽以候胃中之氣顯然有脉

之可循顯然有證之可察然且難解其微焉。蓋陰在內爲陽之守。陽在外爲陰之固。寸口脉浮陰不內守故衛外之陽浮卽爲虛也。寸口脉遲陽不外固。故內守之陰遲卽爲勞也。總因勞傷榮衛。致寸口脉虛而遲也。然營者水穀之精氣。衛者水穀之悍氣。虛而且遲。水穀之氣不上充。而內鑠已見。鬲虛胃熱之一班矣。更參以趺陽脉之浮數。浮則爲氣。卽內經熱氣薰胸中之變文。數則消穀而太堅。昌前論中旣如以水投石。水去而石自若。偶合胃中太堅。消穀不消水之象可見火熱本足消水也水入本足殺渴也胃中堅燥全不受水之浸潤轉從火熱之勢急奔膀胱故溲數溲去其內愈燥所以堅數相搏即爲消渴直引內經味過於苦久從火化脾氣不濡胃氣乃厚之意爲消渴之源精矣微矣晉唐以後代不乏賢隨其聰敏揣摩內經各自名家卒皆不入神泉堂奧其所得於內經者淺耳使深則能隨證比類各出脈證方治以垂法而金匱遺編家傳戶頌之矣即如消渴證相沿謂中消者宜下之共守一語更無別商豈一下可

乎其局乎抑陸續徐下之乎夫胃已大堅不受膏沐
輙投承氣堅者不受瑕者受之矣膀胱不受大腸受
之矣豈不乘其藥勢傳爲痢下鶩溏中滿臚脹之證
乎總錄謂未傳能食者必發腦疽背瘡不能食者必
傳中滿鼓脹皆爲不治之證諸家不亟亟於始傳中
傳反於末傳多方療治如忍冬藍葉蒺藜丸散及紫
蘇葶藶中滿分消湯丸欲何爲耶金匱於小溲微覺
不利蚤用文蛤一味治之古書從不錄用詎知軟堅
之品非劫陰即傷陰獨此一種平善無過兼可利水

誠足貴乎潔古謂能食而渴者白虎加人參湯不能食而渴者錢氏白朮散加葛根末傳瘡疽者火邪盛也急攻其陽無攻其陰下焦元氣得強者生失強者死末傳中滿者高消中消制之太過速過病所上熱未除中寒復起非藥之罪用藥時失其緩急之制也潔古老人可謂空谷足音矣所云無攻其陰得強者生失強者死皆慮泉竭之微言令人聳然起敬於是追步後塵徐商一語曰三消總爲火病豈待末傳瘡疽然後爲火邪勝耶然火之在陽在陰分何藏府合何

藏府宜升宜降宜折宜伏各各不同從其性而治之使不相扞格乃爲良法若不治其火但治其熱火無所歸熱寧有止耶如腎消陰病用六味丸陽病用八味丸此亦一法若謂下消只此一法其去中消宜下之說能以守哉

內經陰陽別論曰二陽結謂之消二陽者陽明也手陽明大腸主津病消則目黃口乾是津不足也足陽明胃主血病熱則消穀善饑血中伏火乃血不足也結者津血不足結而不行皆燥之爲病也

內經曰心移熱於肺傳爲膈消張子和謂膈消猶未及於肺至心移寒於肺乃爲肺消如此泥文害意非能讀內經者也豈有心移熱於肺肺傳其熱於膈猶未及肺之理必變經文爲心移熱於膈傳爲肺消乃不泥乎要識心肺同居膈上肺爲嬌藏移寒移熱總之易入但寒邪入而外束熱邪入而外傳均一肺消而治則有分矣

劉河間論三消之疾本濕寒之陰氣極衰燥熱之陽氣太甚六氣中已遺風火二氣矣且以消渴消中

消腎分名二十消。豈中下二十消無渴可言耶。及引經言有心肺氣厥而渴，有肝痺而渴，有痺熱而渴，有胃與大腸結熱而渴，有脾痺而渴，有腎熱而渴，有小腸痺熱而渴，愈推愈廣。其不合論消渴，但舉渴之一端爲燥熱亡液之驗，誠不可解。王機微義深取其說，發煖藥補腎之誤。吾不知煖藥果爲何藥也。世豈有以煖藥治消渴之理哉。其意蓋在非金匱之主腎氣丸耳。夫腎氣丸蒸動腎水，爲治消渴之聖藥，後世咸知之，而何楨齋復辨之，且恐後學偶閱子和宗厚之說反滋疑眩故再陳之癉成爲消中胃熱極深胃火極熾以故能食易饑多渴諸家咸謂宜用大承氣湯下之矣不知漸積之熱素蘊之火無取急下下之亦不去徒損腸胃轉增其困耳故不得已而用大黃當久蒸以和其性更不可合枳實厚朴同用助其疾趨之勢潔古用本方更其名曰順利散隱然取順利不取攻劫之意方下云治中消熱在胃而能食小便赤黃微利至不欲食爲效不可多利昌恐微利至不欲食胃

氣已不存矣承氣非微利之法而可瀆用哉子和
更其方爲加減三黄丸合大黄芩連用之不用枳
朴矣方下云治丹石毒及熱渴以意測度須大實
者方用曾不思消渴證眞氣爲熱火所耗幾見有
大實之人耶然則欲除胃中火熱必如之何而後
可昌謂久蒸大黄與甘草合用則急緩互調與人
參合用則攻補兼施如充國之屯田金城坐困先
零虜幾可圖三年之艾目前縱有乘機鬬捷之着
在所不舉如之何欲取効胥臾耶昔賢過矣

律五條

凡治初得消渴病不急生津補水降火徹熱用藥無當遷延誤人醫之罪也

凡治中消病成不急救金水二藏泉之竭矣不云自中醫之罪也

凡治肺消病而以地黃丸治其血分腎消病而以白虎湯治其氣分執一不通病不能除醫之罪也

凡消渴病少愈不亟回枯澤槁聽其土燥不生致釀瘡疽無救醫之罪也

凡治消渴病用寒涼太過乃至水勝火湮猶不知反漸成腫滿不救醫之罪也

卷之六　十

消渴門諸方

○金匱腎氣丸　本文云男子消渴小便反多以飲一斗小便一斗腎氣丸主之即崔氏八味丸治脚氣上入少腹不仁之方也

乾地黄八兩　山茱萸　山藥各四兩

澤瀉　白茯苓　牡丹皮各三兩

肉桂　附子炮各一兩

右八味末之煉蜜爲丸梧子大酒下十五丸日再服　按王太僕註内經云火自腎而起謂龍火龍

火當以火逐火則火可滅若以冰治火則火愈熾此必然之理也曰更謂用桂附蒸動腎水開闔胃關為治消渴喫緊大法胡乃張子和別有肺腸前論中已詳之矣但至理難明淺見易惑局方變其名為加減八味丸加五味子壹兩半減去附子豈非以五味之津潤勝於附子之燥熱耶舉世咸樂宗之太惑不解可奈何哉

金匱文蛤散　本文云渴欲飲水不止者文蛤散主之

文蛤五兩

右一味杵爲散。以沸湯五合和服方寸匕。

按傷寒論用此治悞以水噀人面肌膚粟起之表證。今消渴裏證亦用之。蓋取其功擅軟堅且利水徹熱耳。前已論悉。

再按金匱治消渴止用腎氣丸、五苓散、文蛤散三方。而五苓又從傷寒證中採入。白虎加人參湯亦然。所以用方者當會通全書而引伸以求其當也。

○金匱白虎加人參湯　原治太陽中暍汗出惡寒

身熱而渴　去知母之苦加淡竹葉麥門冬之甘名竹葉石膏湯治虛煩證

知母六兩　石膏一斤碎　甘草三兩

粳米六合　人參二兩

右五味以水一斗煮米熟湯成去滓溫服一升日三服

按此治火熱傷其肺胃清熱救渴之良劑也故消渴病之在上焦者必取用之東垣以治膈消潔古以治能食而渴者其不能食而渴者用錢氏白朮

散倍加葛根而東垣復參內經膏粱之病不可服芳草石藥治之以蘭除其陳氣之義一變其方爲蘭香飲子用石膏知母生熟甘草人參加入蘭香防風白荳蔻仁連翹桔梗升麻半夏再變其方爲生津甘露飲子用石膏人參生熟甘草知母加黄蘗杏仁山梔草澄茄白葵白荳蔻白芷連翹薑黄麥門冬蘭香當歸身桔梗升麻黄連木香柴胡藿香全蝎而爲之辭曰此制之緩也不惟不成中滿亦不傳下消矣三消皆可用目實不敢信其然也

乃至三因之石子薺苨湯潔古之清凉飲子俱從此方增入他藥引入他藏全失急救肺胃之意此後賢之所以爲後賢耶

竹葉黃芪湯　治消渴證氣血虛胃火盛而作渴

淡竹葉　生地黃各二錢　黃芪

麥門冬　當歸　川芎

黃芩炒　甘草　芍藥

人參　半夏　石膏煅各一錢

右水煎服

按瀕湖白虎加人參湯，顓治氣分燥熱。此方兼治氣血燥熱，後一方顓治血分燥熱，宜辨證而擇用之。

○生地黃飲子　治消渴咽乾，面赤煩燥。

人參　生乾地黃　熟乾地黃

黃芪蜜炙　天門冬　麥門冬

枳殼麩炒　石斛　枇杷葉

澤瀉　甘草炙，各等分

右剉散，每服三錢，水一盞，煎至六分，去滓，食遠臨臥頓服。此方生精補血，潤燥止渴，佐以澤瀉、枳

穀腐導于腑使心火下降則小腑清利肺經潤澤
則大腑流暢宿熱既除其渴自止故取用之

錢氏白朮散　治虛熱而渴

人參　白朮　白茯苓
甘草　藿香　木香各一兩
乾葛二兩

右爲末每服三錢水煎溫服如飲水多多與服之

按仁齋用本方加五味子柴胡各三錢分十劑煎
服治消渴不能食海藏云此四君子加減法亦治

濕勝氣脫泄利太過故虛熱作渴在所必用

○宣明黃芪湯　治心移寒於肺爲肺消飲少溲多

當補肺平心

黃芪三兩　五味子　人參

麥門冬　桑白皮各二兩　枸杞子

熟地黃各一兩半

右爲末每服五錢水二盞煎至一盞去滓溫服無時

○宣明麥門冬飲子　治心移熱於肺傳爲膈消胸

滿心煩精神短少

人參　茯神　麥門冬

五味子　生地黃　炙甘草

知母　葛根　括蔞根各等分

右㕮咀每服五錢加竹葉十四片煎七分溫服無時

按宣明二方爲內經心移寒移熱兩證各出其治一種苦心非不可嘉然移寒移熱其勢頗銳而生津養血其應差緩情非的對易老門冬飲子亦然且謂心之移寒必先束肺之外郭用參芪補肺加散寒之藥可也而用枸杞熟地黃補腎則迂矣用

桑白皮瀉肺其如外束之寒何至心之移熱治以鹹寒先入其心如文蛤散之類自無熱可移正直走太渠解圍之上着何不及之所以觀於海者難爲水也。

（一）易老門冬飲子　治老弱虛人大渴

人參　枸杞子　白茯苓

甘草各等分　五味子　麥門冬各半兩

右薑水煎服

按易老方即變宣明麥冬飲子去生地知母葛根

加枸杞也方下不言心移熱於肺惟以治老弱虛人大渴而增枸杞之潤去地黃之泥知母之苦葛根之發立方於無過治本之圖不爲迂矣

○猪肚丸　治强中消渴

黃連　粟米　括蔞根

茯神各四兩　知母　麥門冬各二兩

右爲細末將大猪肚一箇洗淨入末藥於内以麻線縫合口置甑中炊極爛取出藥別研以猪肚爲膏再入煉蜜搜和前藥杵勻丸如梧子大每服五

十丸。參湯下。又方加人參熟地黃乾葛。又方除知
母粟米用小麥。

○爛金丸　治熱中消渴止後補精血益諸虛解勞
倦去骨節間熱寧心强志安神定魄固藏府進
飲食免生瘡瘍。

大猪肚 一箇　黃連 三兩　生薑 碎
白蜜 各二兩

先將猪肚淨洗控乾復以葱椒醋麵等同藥以水
酒入銀石器內煑半日漉出黃連洗去蜜酒令盡

剉研爲細末，再用水調爲膏，入猪肚內，以線縫定，仍入銀石器內，煮爛研如泥，搜和下項藥。

人參　五味子　杜仲薑炒去絲

山藥　石斛　山茱肉

車前子　新蓮肉去皮心　鱉甲醋炙

乾地黃　當歸各二兩　磁石煅

白茯苓　槐角子炒　川芎各一兩

黃芪四兩　兎絲子酒淘蒸研五兩　沉香半兩

麝香別研一錢

右爲細末用猪肚膏搜和得所如膏少添熟蜜搗數千杵丸如梧子大每服五十丸食前用溫酒或糯米飲送下一方有白木二兩陽起石一兩

按用麝香陽起石開竅與陽渾是後人孟浪知見其他無過之藥及製肚之法亦有可採故合前方兩存之

（二）潔古化水丹　治手足少陰渴飲水不止或心痛者本事治飲冷水多

川烏臍大者四枚炮去皮　甘草炙一兩　牡蠣生三兩

蛤粉用厚者炮　四兩

右爲細末醋浸蒸餅爲丸每服十五丸新汲水下
心痛者醋湯下立愈飲水一石者一服愈海藏云
此藥能化停水

按飲水過多亦有能消其火勢者而火勢既消反
不能消水轉成太患者多有之潔古有見於此而
用川烏助火合之牡蠣蛤粉鹹寒共成消水之功
也又恐纔退之火勢其根尚伏所以不多用之原
有深意但不和盤托出以告人耳

○黄連膏　治口舌乾小便數舌上赤脉生津液除乾燥長肌肉

黄連（一斤碾為末）　牛乳汁　白蓮藕汁

生地黄汁（各一斤）

右將汁熬膏搓黄連末為丸如小豆大每服二十丸少呷湯下日進十服

○生地黄膏　治證同前

生地黄（捖大一握）　冬蜜（一兩）　人參（半兩）

白茯苓

右先將地黃洗搗爛以新汲水調開同蜜煎至二半入人參苓末拌和以磁器密收匙挑服

撥二膏一用苦寒合甘寒一純用甘寒相其所宜擇而用之治消渴之權衡大略可推故兩錄之

○天門冬丸　治初得消中食已如饑手足煩熱背膊疼悶小便白濁

天門冬　土瓜根乾者　瓜蔞根

熟地黃　知母焙　肉蓯蓉酒浸一宿切焙

鹿茸　五味子　赤石脂

澤瀉各一兩半 雞內金三具微炙 桑螵蛸十枚炙
牡蠣煅二兩 苦參一兩
右爲細末煉蜜丸如梧子大每服二十丸用粟米
飲送下食前
按初得中下二消急治其本可也丸藥本緩且只
服二十丸未免悠悠從事矣方中藥品頗佳但赤
石脂有可議耳減去此物更增三倍用之可以取
效蓋初起之易爲功也
○猪腎薺苨湯 治消中日夜尿八九升者

猪腎二具　大豆一斤　薺苨

石膏各三兩　人參　茯苓一作茯神

知母　葛根　黃芩

磁石綿裹　瓜蔞根　甘草各二兩

右㕮咀用氷一斗五升先煑猪腎大豆取一斗去滓下藥煑取三升分作三服渴急飲之下焦熱者夜輒服一劑渴止勿服

按此方用白虎等清涼之劑加入猪腎大豆磁石引諸清涼入腎且急服之火熱熾盛於上下三焦

者在所必用後有製薺苨丸治强中爲病莖長興盛不交精溢消渴之後多作癰疽皆由過服丹石所致即以本方去石膏知母葛根黄芩加鹿茸地骨皮熟地黄沉香以其病在中下陽氣陰精兩竭故舍上焦之清凉而事下焦之溫補爲合法也

○腎瀝散　治消腎腎氣虛損發渴小便數腰疼痛

雞膍胵 微炙　遠志 去　人參

桑螵蛸 微炒　黄芪　澤瀉

桂心　熟地黄　白茯苓

龍骨　當歸各一兩　麥門冬去心
川芎各二兩　五味子　炙甘草
玄參各半兩　磁石半兩研碎淘去赤汁
右剉碎每服用羊腎一對切去脂膜先以水一盞
半煮腎至一盞去水上浮脂及腎次入藥五錢生
薑半分煎至五分去滓空心服晚食前再服
按腎氣虛損之證本陰精不足當歸川芎雖云補
陰不能補精且辛一散非所宜施不若以山茱
萸枸杞子代之爲長以其引用之法頗佳故取之

（ ）白茯苓丸　治腎消，因消中之後，胃熱入腎，消爍腎脂，令腎枯燥，遂致此疾，兩腿漸細，腰脚無力。

白茯苓　覆盆子　黃連

瓜蔞根　萆薢　人參

熟地黃　玄參各一兩　石斛

蛇床子各七錢半　雞肶胵三十具，微炒

右爲細末，煉蜜和，擣三五百杵，丸如梧子大。每服三十丸，食前煎磁石湯送下。

友人朱麟生病消渴，後渴少止，反加躁急，足膝痿弱命亡亟以雜霸之藥投之不能待矣予主是丸加犀角坐中一醫曰腎病而以犀角黄連治其心毋乃倒乎予曰腎者胃之關也胃之熱下傳於腎則關門大開關門大開則心之陽火得以直降於腎經云陽精所降其人夭非細故也今病者心火爍腎躁不能需予用犀角黄連入腎對治其下降之陽光寧爲倒乎醫敬服友人服之果効再更六味地黄丸加犀角而肌澤病起

○忍冬丸　治渴疾愈須預防發癰疽

忍冬草　根莖花葉皆可用之

右用米麴酒於瓶內浸，糠火煨一宿，取出曬乾，入甘草少許，爲末，即以所浸酒煮糊爲丸，如梧桐子大。每服五十丸至百丸，酒飲任下。

按：此方於四月間採鮮花十數斤，搗取其汁，煎成膏子，酒湯任用點服。養陰退陽，調和營衛血脈。凡係火熱熾盛之體，允爲服食仙方。

藍葉散　治渴利口乾，煩熱，背生癰疽，赤焮疼痛。

藍葉　升麻　玄參

麥門冬　黃芪　葛根
沉香　赤芍藥　犀角屑
甘草生用各一兩　大黃二兩微炒
每服四錢，水一盞，煎至六分，去滓，不拘時溫服。

○紫蘇湯　治消渴後遍身浮腫，心膈不利。

紫蘇莖葉　桑白皮　赤茯苓各一兩
郁李仁二兩，去皮炒　羚羊角鎊　檳榔各七錢半
桂心　枳殼麩炒　獨活
木香各半兩

每服四錢水一盞半生薑半分煎八分溫服

○烏梅木瓜湯　治飲酒多發積爲酷熱熏蒸五臟津液枯燥血泣小便併多肌削嗜冷物寒漿

木瓜乾　烏梅槌破不去仁　麥糵炒
甘草　草菓去皮各半兩

每服四錢水一盞半薑五片煎七分不拘時服

○殺蟲方　治消渴有蟲

苦楝根取新白皮一握切焙入麝香少許水二椀煎至一椀空心飲之雖困頓不妨自後下蟲

三四條類蚘蟲而色紅其渴頓止乃知消渴一證有蟲耗其精液（出夷堅志）

按飲醇食煿積成胃熱濕熱生蟲理固有之不獨消渴一證為然臨病宜加審諦也

醫門法律卷之六終

虛勞門 論二首 律十條 法三十一條

虛勞論

喻昌曰：虛勞之證，金匱敘於血痹之下，可見勞則必勞其精血也。營血傷則內熱起，五心常熱，目中生花見火，耳內蛙聒蟬鳴，口舌糜爛，不知正味，鼻孔乾燥，呼吸不利，乃至飲食不為肌膚，怠惰嗜臥，骨軟足酸。營行日遲，衛行日疾，營血為衛氣所迫，不能內守而脫出於外，或吐或衄，或出二陰之竅，血出既多，火熱迸入，逼迫煎熬，漫無休止，營血有立盡而已，不死何待耶更有勞之之極而血痺不行者血不脱於外而但畜於內畜之日久週身血走之隧道悉痺不流惟就乾固皮膚滑澤面無榮潤於是氣之所過血不為動徒蒸血為熱或日晡或子午始必乾熱俟蒸氣散微汗而熱解熱蒸不已瘵病成焉不死又何待耶亦有始因脱血後遂血痺者血虛血少艱於流布發熱致痺尤易易也內經凡言虛病不及於勞然於大肉枯槁大骨陷下胸中氣高五藏各見危證則固已言之未有勞之之極而真藏脉不見者也然枯槁已極

即五藏脉不見亦寧有不死者乎秦越人始發虛損之論謂虛而感寒則損其陽陽虛則陰盛損則自上而下一損損於肺皮聚而毛落二損損於心血脉不能榮養藏府三損損於胃飲食不爲肌膚虛而感熱則損其陰陰虛則陽盛損則自下而上一損損於腎骨痿不起於床二損損於肝筋緩不能自收持三損損於脾飲食不能消化自上而下者過於胃則不可治自下而上者過於脾則不可治盖飲食多自能生血飲食少則血不生血不生則陰不足以配陽勢必

五藏齊損越人歸重脾胃旨哉言矣至仲景金匱之文冒細會其大意謂精生於穀穀入少而不生其血血自不能化精內經於精不足者必補之以味味者五穀之味也補以味而節其勞則積貯漸富大命不傾設以雜口之入為牛後之出欲其不成虛勞寧可得乎所以垂訓十則皆以無病男子精血兩虛為言而虛勞之候煥若指掌矣夫男子平人但知縱慾勞精抑孰知陰精日損飲食無味轉勞轉虛轉虛轉勞脉從內變色不外華津液衰而口渴小便少甚則目

嗽衄血陰精不交自走盜汗淋瀝身體振搖心驚
怯者比比然也故血不化精則血痺矣血痺則新血
不生并素有之血亦瘀積不行血瘀則營虛營虛則
發熱熱久則蒸其所瘀之血化而爲蟲遂成傳尸瘵
證窮凶極厲竭人之神氣養蟲之神氣人死則蟲亦
死其遊魂之不死者傳親近之一脉附入血隧似有
如無其後蟲日榮長人日槁悴闔三傳而蟲之爲靈
非符藥所能制矣醫和視晉平公疾曰是近女室晦
而生内熱惑蠱之疾非鬼非食不可爲也惑即下唇

有瘵蟲食其肛其名爲惑惑之惑蠱字取義三蟲共載一器非鬼非食明指蟲之爲厲不爲尊者諱也以故狐惑之證聲啞嗄勞瘵之證亦聲啞嗄是則聲啞者氣管爲蟲所蝕明矣男子前車之覆古今不知幾千億人矣巢氏病源不察謂有虛勞有蒸病有注病勞有五勞六極七傷蒸有五蒸二十四蒸注有三十六種九十九種另各分門限治後人以岐路之多茫然莫知所適且諱其名曰痰火而夢夢者遂謂痰火有虛有實乃至充棟諸方妄云肺虛用某藥肺實用某

藥以及心肝脾腎咸出虛實兩治之法是於虛損虛勞中添出實損實勞矣鄙陋何至是耶仲景於男子平人諄諄致戒無非謂營衛之道納穀爲寶居常調營衛以安其穀壽命之本積精自剛居常節嗇慾以生其精至病之甫成脈纔見端惟恃建中復脈爲主治夫建中復脈皆稼穡作甘之善藥一遵精不足者補之以味之旨也豈有泉之竭矣不云自中之理哉後人補腎諸方千蹊萬徑以治虛勞何反十無一全豈非依樣葫蘆徒資話柄耶及其血痺不行仲景亟

驅其舊生其新幾希於癆瘵將成未成之間誠有上無二之聖法第牽常者不能用耳試觀童子藏府脆嫩纔有寒熱積滞易於結癖成痞待其血痺不行氣蒸發熱即不可為女子血乾經閉發熱不止癆瘵之候更多待其勢成縱有良法治之無及儻能服膺仲景幾先之哲吳力於男子童子女子瘵病將成未成之界其活人之功皆是起白骨而予以生全為彼蒼所眷注矣

虛勞脉論

喻昌曰虛勞之脉皆不足之候為精氣内奪與邪氣外入之實脉常相反也黄帝問何謂重虛岐伯對以脉氣上虛尺虛是謂重虛謂其上下皆虛也氣虛者言無常也謂其脉之無常也尺虛者行步恇然謂其步履之不正也脉虛者不象陰也謂其脉全不似手太陰脉之充盛也皆易明也獨脉之無常從來謂是上焦陽氣虛故其脉無常果爾則下焦陰氣虛脉更無常矣觀下文云如此者滑則生濇則死濇脉且主死而寸脉之無常寧復有人理哉故氣虛者言無常

六之三

也此一語明謂上氣之虛由胸中宗氣之虛故其動之應手者無常耳乃知無常之脉指左乳下之動脉爲言有常則宗氣不虛無常則宗氣大虛而上焦之氣始懨懨不足也後之論脉者失此一段精微但宗越人所述損脉而引伸觸類曰脉來耎者爲虛緩者爲虛滯爲虛芤爲中虛弦爲中虛脉來細而微者血氣俱虛脉小者血氣俱少脉沉小遲者脫氣虛損之脉似可一言而畢實未足以盡其底裹賴仲景更其名爲虛勞虛勞之脉多兼浮大當於前人論脉合參

浮大與不占所以謂男子平人脈大爲勞極虛亦爲勞
又謂脈浮者裏虛又謂勞之爲病其脈浮大手足煩
春夏劇秋冬瘥男子脈浮弱而濇爲無子脈得諸芤
動微緊男子失精女子夢交脈極虛芤遲爲清穀亡
血失精脈虛弱細微者善盗汗而總結其義曰脈弦
而大弦則爲減大則爲芤減則爲寒芤則爲虛虛寒
相搏此名爲革婦人則半産漏下男子則亡血失精
可見浮大弦緊外象有餘其實中藏不足不顯泥遲
緩微弱一端以驗脈而脈之情狀莫逃於指下即病

之疑似莫惑於胸中仲景之承前啓後豈苟焉而已哉目不揣愚陋已著大氣論於卷首發明胸中大氣宗氣所關之重因辨岐伯所指脉氣上虛爲宗氣之虛以見重虛之脉乳下宗氣在所當診固堂下指陳未必堂上首肯然不可謂門外漢也

鍼經云形氣不足病氣不足此陰陽俱不足也不可刺之刺之重不足重不足則陰陽俱竭氣血皆虛五臟空虛筋骨髓枯老者絕滅壯者不復矣

按形者形骸也氣者口鼻呼吸之氣也形骸消瘦

視壯盛者迺殊氣息喘促或短而不足以息視勞役形體氣不急促者迺殊痛氣不足懶語困弱是正氣內虧視外邪暗助精神反增者迺殊此不可刺宜補之以甘藥甘藥正稼穡作甘培補中央以灌輸臟腑百脉之良藥此法惟仲景遵之其次則東垣丹溪亦宗之但東垣引以證內傷而不及外感丹溪引以證陰虛而不及陽損此聖域賢關之分量也

秦越人發明虛損一證優入聖域雖無方可考然其

論治損之法損其肺者益其氣損其心者調其營衛損其脾者調其飲食適其寒溫損其肝者緩其中損其腎者益其精即此便是正法眼藏使八十一難俱倣此言治何患後人無其耶

原氣虛與虛損不同原氣虛可復虛損難復也至虛損病亦有易復難復兩候因病致虛者緩調自復因虛致損者虛上加虛卒難復也故因病致虛東垣丹溪法在所必用若虛上加虛而至於損原氣索然丹溪每用人參膏至十餘斤多有得生者其

見似出東垣之右然則丹溪補陰之論不過救世人偏於補陽之弊耳豈遇陽虚之病而不提於轉環耶

飲食勞倦爲內傷元氣眞陽下陷內生虚熱東垣發補中益氣之論用人參黃芪等甘溫之藥大補其氣而提其下陷此用氣藥以補氣之不足也若勞心好色內傷眞陰陰血既傷則陽氣偏盛而變爲火矣是謂陰虚火旺勞瘵之證故丹溪發陽有餘陰不足之論用四物加知母黃栢補其陰而火自

降此用血藥以補血之不足也益氣補陰則因陽氣之下陷而補其氣以升提之則因陽火之上升而滋其陰以降下之一升一降迥然不同亦醫學之兩大法門不可不究悉之也

丹谿論勞瘵主乎陰虛者蓋自子至巳屬陽自午至亥屬陰陰虛則熱在午後子前寤屬陽寐屬陰陰虛則汗從寐時盜出也升屬陽降屬陰陰虛則氣不降氣不降則痰涎上逆而連綿不絕也脉浮屬陽沉屬陰陰虛則浮之洪大沉之空虛也此皆陰

虛之證。用四物湯加黄柏知母主之。然用之多不効。何哉。蓋陰既虛矣。火必上炎。而當歸川芎皆氣辛味。大溫。非滋虛降火之藥。又川芎上竄。尤非虛炎短乏者所宜。地黄泥膈。非胃熱食少痰多者所宜。黄柏知母苦辛大寒。雖滋陰。其寔燥而損血。雖曰降火。其寔苦先入心。久而增氣。反能助火。至其敗胃。所不待言。不若用薏苡仁百合天冬麥冬桑白皮地骨皮牡丹皮枇杷葉五味子酸棗仁之屬。佐以生地黄汁藕汁人乳汁童便等。如咳嗽則多用桑白皮枇杷葉有痰則增貝母有血則多用薏苡仁百合增阿膠熱盛則多用地骨皮食少則用薏苡仁至七八錢而麥冬常爲之主以保肺金而滋生化之源往往應手而效蓋諸藥皆稟燥降收之氣氣之薄者爲陽中之陰氣薄則發泄辛甘淡平寒涼是也以施於陰虛火動之證猶當溽暑併鬱之時而商飈一動炎歊如失矣與治暑熱用白虎湯同意然彼是外感外感爲有餘故用寒沉藏之藥而後能補其偏此是內傷內傷爲不足但用

燥降收之劑而已得其平矣此用藥之權輿也虛勞之疾百脈空虛非粘膩之物填之不能實也精血枯涸非滋濕之物濡之不能潤也宜用人參黃芪地黃二冬枸杞五味之屬各煎膏另用青蒿以童便熬膏及生地汁白蓮藕汁乳汁薄荷汁隔湯煉過酌定多少并麋角膠霞天膏合和成劑每用一匙湯化服之如欲行瘀血加入醋製大黃末玄明粉桃仁泥韭汁之屬欲止血加入京墨之屬欲行痰加入竹瀝之屬欲降火加入童便之屬

凡虛勞之證。大抵心下引脇俱疼。蓋滯血不消。新血無以養之也。宜用膏子加韮汁桃仁泥。

呼吸少氣。懶言語。無力動作。目無精光。面色㿠白。皆兼氣虛。用麥冬人參各三錢。陳皮桔梗炙甘草各半兩。五味子二十一粒。爲極細末。水浸油餅爲丸。如雞豆子大。每服一丸。細嚼津唾嚥下。名補氣丸。

氣虛則生脉散。不言白朮。血虛則三才丸。不言四物。前言薏苡仁之屬。治肺虛。後言參芪地黄膏子之類治腎虛。蓋肝心屬陽。肺腎屬陰。陰虛則肺腎虛矣

故補肺腎即是補陰非四物黃栢知母之謂也

陳藏器諸虛用藥凡例　虛勞頭痛復熱加枸杞萎蕤　虛而欲吐加人參　虛而不安亦加人參　虛而多夢紛紜加龍骨　虛而多熱加地黃牡蠣地膚子甘草　虛而冷加當歸川芎乾薑　虛而損加鍾乳棘刺蓯蓉巴戟天　虛而太熱加黃芩天冬　虛而多忘加茯苓遠志　虛而口乾加麥冬知母　虛而吸吸加胡麻覆盆子栢子仁　虛而多氣兼微咳加五味子大棗　虛而驚悸不安

加龍齒沙參紫石英小草若冷則用紫石英小草若客熱則用沙參龍齒不冷不熱皆用之　虛而身强腰中不利加磁石杜仲　虛而多冷加桂心呉茱萸附子烏頭　虛而勞小便赤加黃芩　虛而客熱加地骨皮黃芪　虛而冷加黃芪　虛而痰復有氣加生薑半夏枳實　虛而小腸利加桑螵蛸龍骨雞膍胵　虛而小腸不利加茯苓澤瀉　虛而損溺白加厚朴　髓竭不足加地黃當歸　肺氣不足加二冬五味子　心氣不足加人參茯

苓菖蒲　肝氣不足加天麻川芎、脾氣不足加白术白芍益智　腎氣不足加熟地遠志丹皮　膽氣不足加細辛酸棗仁地榆　神昏不足加朱砂預知子茯神。

勞瘵兼痰積其證腹脇常熱頭面手足則於寅卯時分乍有凉時宜以霞天膏入竹瀝加少薑汁調玄明粉行之若頑痰在膈上膠固難治者必以吐法吐之或沉香滾痰丸透膈丹之類下之甚則用倒倉法若肝有積痰瘀血結熱而勞瘵者其太衝脉

必與衝陽脉不相應宜以補陰藥吞當歸龍薈丸古方柴胡飲子防風當歸飲子麥煎散皆用大黃蓋能折炎上之勢而引之下行莫速乎此然惟大便實者乃可若溏泄則雖地黃之屬亦不宜况大黃乎

病勞有一種真藏虛損復受邪熱者如經驗方中治勞熱青蒿煎丸用柴胡正合宜耳熱去即須急已若無邪熱不死何待又大忌苓連栢驟用純苦寒藥反瀉其陽但當用瓊玉膏之類大助陽氣使其

復還寅卯之位微加瀉陰火之藥是也

有重陰覆其陽火不得伸或洒洒惡寒或志意不樂或脉弦數四肢五心煩熱者火鬱湯柴胡升麻湯病去即已不可過劑

服寒凉藥證雖大減脉反加數者陽鬱也宜升宜補大忌寒凉犯之必死

治法當以脾胃二藏爲要脾胃乃繫元氣者也脾乃養形體者也經曰形不足者溫之以氣氣謂眞氣有少火之溫以生育形體然此火不可使之熱熱則

壯壯則反耗眞氣也候其火之少壯皆在兩腎間
經又曰精不足者補之以味五味入胃各從所喜
之藏而歸之以生津液輸納於腎者若五味一有
過節反成其藏有餘勝克之禍起矣候其五味之
寒熱初在脾胃次在其所歸之藏即當補其不足
瀉其有餘謹守精氣調其陰陽夫是故天樞開發
而胃和脉生矣

勞瘵久而嗽血咽疼無聲此爲下傳上若不嗽不疼
久而溺濁脱精此爲上傳下皆死證也

夫傳尸勞者男子自腎傳心心而肺肺而肝肝而脾女子自心傳肺肺而肝肝而脾脾而腎五藏復傳六府而死矣雖有諸候其寔不離乎心陽腎陰也若明陰陽用藥可以起死回生

蘇遊論曰傳尸之候先從腎起初受之兩脛痠疼腰背拘急行立脚弱飲食減少兩耳颼颼直似風聲夜臥遺泄陰汗痿弱腎既受訖次傳於心心初受氣夜臥心驚或多恐悸心懸懸氣吸吸欲盡夢見先亡有時盜汗飲食無味口內生瘡心氣煩熱惟

欲眠臥朝輕夕重兩頰口唇悉皆紋赤如傅臙脂
有時手足五心煩熱心受已次傳於肺肺初受氣
咳嗽上氣喘臥益甚鼻口乾燥不聞香臭如或忽
聞惟覺朽腐氣有時惡心欲吐肌膚枯燥時或疼
痛或似蟲行乾皮細起狀如麩片肺既受已次傳
於肝肝初受氣兩目胱胱面無血色常欲顰眉視
不能遠目常乾澀又時赤痛或復睛黃常欲合眼
及時睡臥不着肝既受已次傳於脾脾初受氣兩
脇虛脹食不消化又時瀉利水穀生蟲有時肚痛

喉嚨有鳴唇口焦乾或生瘡癧毛髮乾聳無有光潤或時上氣撐肩喘息利赤黑汁見此證者乃不治也

○紫庭方云傳尸伏尸皆有蟲須用乳香熏病人之手乃仰手掌以帛覆其上熏良久手背上出毛長寸許白而黃者可治紅者稍難青黑者即死若熏之良久無毛者即非此證屬尋常虛勞證也

○又法燒安息香令煙出病人吸之嗽不止乃傳尸也不嗽非傳尸也

論金匱桂枝龍骨牡蠣湯天雄散二方

本文云夫失精家少腹弦急陰頭寒目眩髮落脈極虛芤遲爲清穀亡血失精脈得諸芤動微緊男子失精女子夢交桂枝龍骨牡蠣湯主之

天雄散　本文無

按前一方用桂枝湯調其營衛覊遲脈道虛衰加龍骨牡蠣濇止其清穀亡血失精一方而兩施其要誠足寶也小品又云虛羸浮熱汗出者除桂加白薇附子各一十分故曰二加龍骨湯得此一加減

法後之用是方者更思過半矣可見桂枝雖調營衛所首重倘其人虛陽浮越於外即當加附子白薇以回陽而助其收濇桂枝又在所不取也後一方以上中二焦之陽虛須用天雄以補其上白朮以固其中用桂枝領藥行營衛上焦並建回陽之功方下雖未逐發其治法指掌易見然則去桂枝加白薇附子得非徹此以治中下二焦之陽虛欲脫耶精矣

論金匱小建中湯黃芪建中湯二方　本文云虛勞

裏急悸衄腹中痛夢失精四肢酸疼手足煩熱咽乾口燥小建中湯主之虛勞裏急諸不足黃芪建中湯主之

按虛勞病而至於亡血失精消耗精液枯槁四出難爲力矣內經於鍼藥所莫制者調以甘藥金匱遵之而用小建中湯黃芪建中湯急建其中氣俾飲食增而津液旺以至充血生精而復其眞陰之不足但用稼穡作甘之本味而酸辛鹹苦在所不用盍舍此別無良法也然用法者貴立於無過之

地寧但嘔家不可用建中之甘即服甘藥微覺氣阻氣滯更當慮甘藥太過令人中滿蚤用橘皮砂仁以行之可也不然甘藥又不可恃更將何所恃哉後人多用樂令建中湯十四味建中湯雖無過甘之弊然樂令方中前胡細辛爲君意在退熱而陰虛之熱則不可退十四味方中用附桂蓯蓉意在復陽而陰虛之陽未必可復又在用方者之善爲裁酌矣

論八味腎氣丸方　本文云虛勞腰痛少腹拘急小

便不利者以八味腎氣丸主之金匱之用八味腎氣丸屢發於前矣消渴之關門大開水病之關門不開用此方蒸動腎氣則關門有開有闔如晨門者與陽俱開與陰俱闔環城內外賴以安堵也其治脚氣上入少腹不仁則藉以培眞陰眞陽根本之地而令濁陰潛消不得上干清陽耳今虛勞病桂附本在所不用而腰痛少腹拘急小便不利三證皆由腎中眞陽內微所致其病較陰虛發熱諸證迥乎不同又不可不求其有而反責其無矣

論薯蕷丸方　本文云虛勞諸不足風氣百疾薯蕷丸主之

按虛勞不足之病最易生風生氣倘風氣不除外證日見有餘中藏日見虛耗神頭鬼臉不可方物有速斃而已故用此方除去其風氣兼培補其空虛也

論酸棗仁湯方　本文云虛勞虛煩不得眠酸棗仁湯主之

按素問云陽氣者煩勞則張精絕澼積於夏使人

煩厥已詳論卷首答問條矣可見虛勞虛煩為心腎不交之病腎水不上交心火心火無制故煩而不得眠不獨夏月為然矣方用酸棗仁為君而兼知母之滋腎為佐茯苓甘草調和其間芎藭入血分而解心火之燥煩也

論大黃䗪蟲丸方　本文云五勞虛極羸瘦滿不能飲食食傷憂傷飲傷房室傷饑傷勞傷經絡營衛氣傷内有乾血肌膚甲錯兩目黯黑緩中補虛大黃䗪蟲丸主之

按七傷金匱明謂食傷憂傷飲食傷房室傷饑傷勞傷經絡營衞氣傷及房勞傷但居其一後人不知何見謂七傷者陰寒陰痿裏急精速精少陰下濕精滑小便苦數臨事不舉似乎顓主腎傷爲言豈有五勞分主五藏而七傷獨主一藏之理雖人生恣逞傷腎者恒多要不可爲一定之名也所以虛勞證凡本之内傷者有此七者之分故虛勞發熱未有不由瘀血者而瘀血若無内傷則營衞運行不失其次瘀從何起是必飲食起居過時失節

營衛凝泣先成内傷然後隨其氣所阻塞之處血爲瘀積瘀積之久牢不可拔新生之血不得周灌與日俱積其人尚有生理乎仲景施活人手眼以潤劑潤其血之乾以蟲動噉血之物行死血名之曰緩中補虛豈非以行血去瘀爲安中補虛上着耶然此特世俗所稱乾血勞之良治也血結在内手足脉相失者宜之兼入瓊玉膏潤補之藥同用猶妙目細絲其證肌膚甲錯面目黯黒及羸瘦不能飲食全是營血瘀積胃中而發見於肌膚面目

所以五藏失中土之灌溉而虛極也此與五神藏之本病不同故可用其方而導去其胃中之血以內穀而通流營衛耳許州陳大夫傳仲景百勞丸方云治一切勞瘵積滯不經藥壞證者宜服與世俗所稱乾血勞亦何以異大夫其長於謀國者歟

方用當歸乳香沒藥各一錢䗪蟲十四箇人參二錢大黃四錢水蛭十四箇桃仁十四箇浸去皮尖

右爲細末煉蜜爲丸桐子大都作一服可百丸五更用百勞水下取惡物爲度服白粥十日百勞水

即仲景甘爛水以杓揚百遍者也

論金匱附千金翼炙甘草湯一名復脉湯治虛勞不足汗出而悶脉結悸行動如常不出百日危急者十一日死

按此仲景治傷寒脉代結心動悸邪少虛多之聖方也金匱不載以千金翼常用此方治虛勞則實可徵信是以得名爲千金之方也虛勞之體多有表熱夾其陰虛所以其盜汗出而悶表之固非即治其陰虛亦非惟用此方得汗而脉出熱解俾其

人快然眞聖法也但虛勞之人胃中津液素虛匪傷寒暴病邪少虛多之比桂枝生薑分兩之多服之津液每隨熱勢外越津既外越難以復收多有淋漓沾濡一晝夜者透此一關亟以本方去桂枝生薑二味三倍加入人參隨繼其後庶幾津液復生乃致營衞盛而諸虛盡復豈小補哉

論金匱附肘後獺肝散方　本文云治冷勞又主鬼疰一門相染

按許叔微本事方云葛稚川言鬼疰者是五月之

一疰諸鬼邪爲害其變動不一大約使人淋瀝沉沉默默的不知其所苦而無處不惡累年積月漸就頓滯以至於死傳於傍人乃至滅門覺知是證者急治獺肝一具陰乾取末水服方寸匕日三服効未知再服此方神良

再按長桑君所授越人禁方各傳其徒一人者至華元化斃獄其傳遂泯仲景醫中之聖諸禁方詎不盡窺底蘊然而有其理無其事者不足尚也有其事無其理者不足尚也即有其理有其事矣而

用意罕幾先之哲尤不足尚也如獺肝散非不可
以殺蟲而未可以行血逐瘀所以製飯中補虛大
黃䗪蟲丸一方自出手眼而授陳大夫百勞丸一
方加入人參只作一服以取頓快蓋於此時而用
力可圖十全其五也迨至束手無策而取用獺肝
以去其蟲蟲去其人可獨存乎然蟲亦不可不去
也金匱之附附後一方豈無意哉

附論李東垣補中益氣湯益胃升陽湯二方

東垣所謂飲食勞倦內傷元氣則胃脘之陽不能

升舉幷心肺之氣陷入於中焦而用補中益氣治之方中佐以柴胡升麻二味一從左旋一從右旋旋轉於胃之左右升舉其上焦所陷之氣非自腹中而升舉之也其清氣下入腹中久爲飧泄幷可多用升柴從腹中而升舉之矣若陽氣未必陷下反升舉其陰氣干犯陽位爲變豈小哉更有陰氣素慣上干清陽而胸中之肉隆聳爲䐜胸間之氣漫散爲脹者而悞施此法天翻地覆九道皆塞有瀕於死而坐困耳後人相傳謂此方能升清降濁

有識者亦咸信之醫事尚可言哉夫補其中氣以聽中氣之自爲升降不用升柴可也用之亦可也若以升清之藥責其降濁之能豈不癡乎

附論朱丹谿大補陰丸四物加黄蘗知母湯二方

虛勞之證陰虛者十常八九陽虛者十之一二而已丹谿著陽有餘陰不足之論而定二方與東垣補中益氣之法旗鼓相當氣下陷而不能升則用東垣火上升而不能降則用丹谿二老入理深譚各造其極無容議也前論補中益氣能升清陽設

誤用之反升濁陰以致其叮嚀矣而丹谿之法用之多不效者可不深維其故哉昌謂立法者無過而用法者不得法中之與過端四出蓋於陽常有餘陰常不足二語未常細心推辨耳夫陽之有餘得十之七陰之不足得十之三此所謂真有餘真不足也陽真有餘一切補陰之藥直受之而無恐多用之亦無害是則補陰在所必需矣若陰之不足者十存其三而陽之有餘者十存四五亦名有餘而實則非真有餘也究亦同歸不足而已補陰

寒涼之藥，尚敢恣用乎？不知此義而恣用之，豈但不効，其後轉成陰盛陽虛、清穀盜汗等患，究竟陰基已壞於前，即欲更補其氣，其如味之不能載何？故再致叮嚀，俾用昔人法，如持衡在手。較重於輕重之間可矣。

附論嚴用和芪附湯、參附湯二方

虛勞之屬陽虛者，十中豈無一二。嚴氏二方似不可少。其方從金匱朮附湯生出，投之得當，過於神明。其虛勞失血宜之者尤多，以其善治龍雷之陰

火耳但以參芪爲君附子爲佐雖每服一兩不嫌其多方中止用芪附各半人參五錢附子一兩分三服能無倒乎

終

律十條

凡虛勞病畏寒發熱者衛虛則畏寒營虛則發熱耳當緩調其營衛俾不相亢戰則寒熱自止若以外感少陽經主寒熱用小柴胡湯治之乃至汗多而衛傷於外便溏而營傷於內寒熱轉加醫之罪也

凡虛勞病多有發熱者須辨其因之內外脈之陰陽時之早晚而定其治若通套退熱之藥與病即不相當是謂誅伐無過邪反不服乃至熱久血乾津竭十死不救醫之罪也

凡虛勞病多有奪血而無汗者若認爲陽實而責其汗必動其血是名下厥上竭醫殺之也

凡虛勞病最防脾氣下溜若過用寒涼致其人清穀者醫之罪也

凡治骨蒸發熱熱深在裏一切輕揚之藥禁不可用用之反引熱勢外出而增其熾灼乾津液肌肉枯槁四出求其止在內裏時蒸時退且不可得安望除熱止病乎醫之罪也

凡治勞瘵發熱乘其初成胃氣尚可勝藥急以峻劑

加入人參導血開囊退熱行瘀全生保命所關甚大遲則其人胃虛氣餒羸瘠不堪即醫良法妙柰何爲哉此非醫罪繩趨尺步昧於行權隱忍不言欲圖僥倖反爲罪也

凡治小兒五疳即大人五勞也幼科知用五疳之成方而不知五勞曲折次第初起者治之可以得效胃虛者服之有死而已蓋膽草蘆薈宜胡黃連極苦大寒見不能勝耳大方亦然謂五藏有虛勞實勞恣用苦寒罪莫逃也

婦女勞瘵十中二三衝爲血海瘀積不行乃至血乾
經斷骨蒸潮熱夜夢鬼交宜急導其血加人參以
行之程功旦夕可也若以丸藥緩治王道緩圖坐
以待斃醫之罪也

常富後貧名曰脫營常貴後賤名曰失精脫營失精
非病關格即病虛勞宜以漸治其氣之結血之凝
乃至流動充滿程功千日可也醫不知此用補用
清總不合法身輕骨瘦精神其能久居乎此非醫
罪遷延貽誤薄乎云爾

婦人適其夫雖絕菀結不解亦多成關格虛勞二條此與二陽之病發心脾大同月事時下知未甚也亦如前法程功百日氣血流行可無患也不月者亦須程功千日從事空王消除積恨可也此亦非醫罪但以其勢緩而姑任之不蚤令其更求良治遷延圖利心孽難除耳

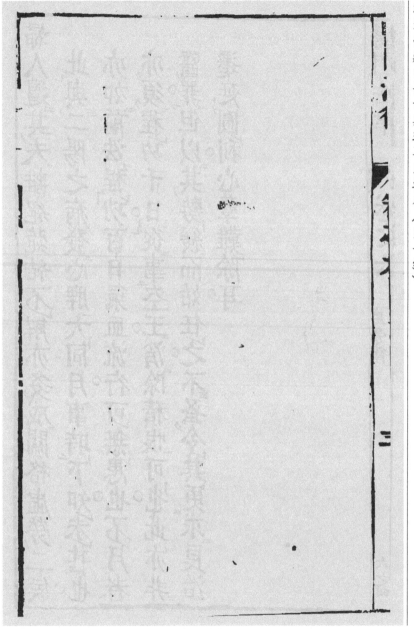

虛勞門諸方

○金匱桂枝龍骨牡蠣湯論見前 小品云虛弱浮熱汗出者除桂加白薇附子各三分故曰二加龍骨湯

桂枝　芍藥　生薑各三兩

甘草二兩　大棗十二枚　龍骨

牡蠣

右七味以水七升煮取三升分溫三服

○金匱天雄散有論

天雄三兩炮　白朮八兩　桂枝六兩

龍骨三兩

右四味杵爲散。酒服半錢匕。日三服。不知稍增之。

○金匱小建中湯有論

桂枝三兩去皮　甘草三兩炙　大棗十二枚

芍藥六兩　生薑二兩　膠飴一升

右六味以水七升煮取三升。去滓內膠飴。更上微火消解。溫服一升。日三服。嘔家不可用建中湯。以甜故也。

千金療男女因積冷氣滯。或大病後不復。常苦四肢沉重。骨肉痠疼。吸吸少氣。行動喘乏。胸滿氣急。腰背強痛。心中虛悸。咽乾唇燥。面體少色。或飲食無味。脇肋腹脹。頭重不舉。多臥少起。甚者積年。輕

者百日漸致瘦弱五藏氣竭則難可復常六脉俱不足虛寒乏氣少腹拘急羸瘠百病名曰黄芪建中湯又有人參二兩

○金匱黄芪建中湯 自論於小建中湯內加黄芪一兩半餘依上法○氣短胸滿者加生薑腹滿者去棗加茯苓一兩半及療肺虛損不足補氣加半夏三兩

○樂令建中湯 治臟腑虛損身體消瘦潮熱自汗。將成勞瘵此藥大能退虛熱生血氣

前胡 細辛淨 黄芪蜜塗炙

人參 桂心 橘皮去白

當歸洗去土 白芍藥 茯苓去皮

麥門冬去心　甘草炙各一兩　半夏湯洗七次切七錢半

每服四錢水一盞薑四片棗一枚煎七分不拘時熱服

按樂令建中湯治虛勞發熱以此並建其中之營血蓋營行十二經脉之中爲水穀之精氣故建其營血亦得以建中名之耳

○十四味建中湯　治營衛失調氣血不足積勞虛損形體羸瘠短氣嗜臥欲成癆瘵

當歸酒浸焙　白芍藥　白朮

麥門冬去心　甘草炙　肉蓯蓉酒浸
人參　川芎　肉桂
附子炮　黄耆　製半夏
熟地黄酒蒸焙　茯苓各等分
㕮咀每服三錢水一盞薑三片棗一枚空心溫服
○按十四味建中湯治臟氣素虛以之兩建其脾腎之陰陽蓋虛勞病多本脾腎故引伸建中之法以治之二方乃後人超出之方也
○金匱八味腎氣丸有論　方見前

○金匱薯蕷丸有論

薯蕷三十分　當歸　桂枝

乾地黄　麴　豆黄卷各十分

甘草二十八分　芎藭　麥門冬

芍藥　白术　杏仁各六分

人參七分　柴胡　桔梗

茯苓各五分　阿膠七分　乾薑三分

白蘞二分　防風六分　大棗百枚爲膏

右二十一味末之煉蜜和丸如彈子大空腹酒服

一丸、百丸爲劑、

○金匱酸棗仁湯 有論

酸棗仁二升　甘草一兩　知母二兩

茯苓二兩　芎藭二兩　深師有生薑二兩

右五味以水八升煮酸棗仁得六升內諸藥煮取三升分溫三服

○金匱大黃䗪蟲丸 有論

大黃十分蒸　黃芩二兩　甘草三兩

桃仁一升　杏仁一升　芍藥四兩

乾地黄十兩　乾漆一兩　虻蟲一升
水蛭百枚　蠐螬一升　䗪蟲半升
右十二味末之煉蜜和丸小豆大酒飲服五丸日
三服

○金匱附千金翼炙甘草湯 方論

甘草四兩炙　桂枝　生薑各二兩
麥門冬半升　麻仁半升　人參
阿膠各二兩　大棗三十枚　生地黄一斤
右九味以酒七升水八升先煑八味取三升去滓

内膠消盡溫服一升日三服

○金匱附肘後獺肝散 有論

獺肝一具炙乾末之水服方寸匕日三服

○十全大補散 治男子婦人諸虚不足五勞七傷不進飲食久病虚損時發潮熱氣攻骨脊拘急疼痛夜夢遺精面色痿黄脚膝無力喘嗽中滿脾腎氣弱五心煩悶並皆治之

肉桂　甘草　芍藥

黄耆　當歸　川芎

人參　　白朮　　茯苓
熟地黃各等分

右爲麤末每服二大錢水一盞生薑三片棗二枚煎至七分不拘時溫服

按此方合黃耆建中湯四君子湯四物湯三方共得十味合天地之成數名曰十全大補以治氣血俱衰陰陽並弱之候誠足貴也但肉桂之辛熱未可爲君審其胃虛腹痛少用肉桂若營衛之虛須少用桂枝調之取爲佐使可矣

聖愈湯　治一切失血或血虛煩渴躁熱睡臥不寧或瘡證膿水出多五心煩熱作渴等證

熟地黃製　生者自生地黃　當歸酒拌各一錢

人參　黃芪炒　川芎各一錢

右水煎服

按失血過多久瘡潰膿水不止雖曰陰虛實是未有不兼陽虛者合用人參黃芪允爲良法凡陰虛證大率宜倣此矣

黑地黃丸　治陽盛陰衰脾胃不足房室虛損形

瘦無力面多青黃而無常色此補氣益胃之劑也

蒼术一斤油浸　熟地黄一斤　五味子半斤

乾薑秋冬一兩夏半兩春七錢

右為細末棗肉丸如梧子大食前米飲或酒服百丸治血虚久痔甚妙經云腎苦燥急食辛以潤之此藥開腠理生津液通氣又五味子酸以收之此雖陽盛而不燥熱乃是五藏虚損於内故可益血收氣此藥類象神品方也

按此方以蒼朮爲君，地黃爲臣，五味子爲佐，乾薑爲使。治脾腎兩藏之虛，而去脾濕，除腎燥，兩擅其長。超超玄箸，視後人之脾腎雙補，藥品龐雜者，相去豈不遠耶！

還少丹　大補心腎脾胃，一切虛損，神志俱耗，筋力頓衰，腰脚沉重，肢體倦怠，血氣羸乏，小便渾濁。

乾山藥　牛膝酒浸　遠志去

山茱萸去核　白茯苓去皮　五味子

巴戟酒浸去心　肉蓯蓉酒浸一宿　石菖蒲
楮實　杜仲去麁皮薑汁酒拌同炒斷絲
舶茴香各一兩　枸杞子　熟地黄各二兩
此據寳鑑所定考之楊氏原方山藥牛膝各一兩
半茯苓茱萸楮實杜仲五味巴戟蓯蓉遠志茴
香各一兩菖蒲地
黄枸杞各半兩
右爲細末煉蜜同棗肉爲丸如桐子大每服三十
丸溫酒或鹽湯下日三服食前五日覺有力十日
精神爽半月氣壯二十日目明一月夜思飲食冬
月手足常煖久服令人身體輕健筋骨壯盛悦澤

難老。更看體候加減。如熱加山梔仁一兩。心氣不寧加麥門冬一兩。少精神加五味子一兩。陽弱加續斷一兩。常服固齒。無瘡瘧。婦人服之。容顏悅澤。煖子宮。去一切病。

按楊氏製此方。緩補心腎脾肺。正合內經勞者溫之。損者溫之之義。溫養和平。以俟虛羸之自復耳。虛勞纔見端者宜之。若病勢已成。此方又迂緩不切矣。大約中年無病男女服之必效。方名還少丹。意可知也。

○人參養榮湯　治脾肺俱虛發熱惡寒肢體瘦倦
食少作瀉等證若氣血虛而變見諸證勿論其
病勿論其脈但用此湯其病悉退

白芍藥一錢五分　人參　陳皮
黄芪蜜炙　桂心　當歸
白术　甘草炙各一錢　熟地黄
五味子炒杵　茯苓各七分半　遠志去心五分

右薑棗水煎服

按古方諸品為心脾二藏之藥於補肺殊不甚切

然養榮之法正當補養心脾以營為水穀之精
脾得以主之及行至上焦則肺衛心榮各分氣血
所主固知養榮原不及於肺方下所註肺虛誤也
目因養榮之義關於虛勞最切故辨之

○參术膏　治中風虛弱諸藥不應或因用藥失宜
耗傷元氣虛證蜂起但用此藥補其中氣諸證
自愈

人參　白术各等分

右水煎稠湯化服之

按方下所治非爲虛勞設也而治虛勞尤在所必用藥品精貴功効敏速莫踰於此後人增苡仁蓮肉黃芪茯苓神麯澤瀉甘草七味吾不知於補元氣之義何居而鄙吝之人見之未有不欣然從事者矣

○人參散　治邪熱客經絡痰嗽煩熱頭目昏痛盜汗倦怠一切血熱虛勞

黃芩半兩　人參　白朮

茯苓　赤芍藥　半夏麯

柴胡　甘草　當歸

乾葛各一兩

每服三錢水一盞薑四片棗二枚煎七分不拘時

溫服

按此方治邪熱淺在經絡未深入臟腑雖用柴胡乾葛之輕全藉參朮之力以達其邪又恐邪入痰隧用茯苓半夏兼動其痰合之當歸赤芍黃芩并治其血中之熱且止用三錢爲劑蓋方成知約矣敢用柴胡乾葛耳此許叔微之方一種深心昔

故發之

○保真湯　治勞證體虛骨蒸服之決補

當歸　生地黄　熟地黄

黄芪蜜水炙　人參　白术

甘草　白茯苓各五分　天門冬去心

麥門冬去心　白芍藥　黄蘗鹽水炒

知母　五味子　軟柴胡

地骨皮　陳皮各一錢　蓮心五分

水二鍾薑三片棗一枚煎八分食遠服之

按此方一十八味十全大補方中已用其九獨不用肉桂耳然增益地黄代川芎之上寵尤爲合宜餘用黄蘗知母五味子滋益腎水二冬地皮清補其肺柴胡入肝清熱陳皮助脾行滯全重天冬麥冬黄栢知母五味地皮柴胡不獲已借十全大補以行之耳其意中寔不欲大補也然亦一法録之

○三才封髓丹　降心火益腎水滋陰養血潤補不燥

天門冬去心　熟地黄　人參各半兩

黄蘖 三兩　砂仁 一兩半　甘草 炙七錢半

右六味爲末麪糊丸桐子大每服五十丸用蓯蓉半兩切作片酒一盞浸一宿次日煎三四沸去滓空心食前送下

按此於三才丸方内加黄蘖砂仁甘草以黄蘖入腎滋陰以砂仁入脾行滯而以甘草少變天冬黄蘖之苦俾合人參建立中氣以伸叅兩之權殊非好爲增益成方之比故録用之

（　）天真丸　治一切亡血過多形槁肢羸食飲不進

腸胃滑泄津液枯竭久服生血養氣暖胃駐顏

精羊肉七斤去筋膜脂皮批開入下藥末　肉蓯蓉十兩

當歸洗去蘆十二兩　山藥濕者去皮十兩　天門冬去心焙乾一斤

右四味爲末安羊肉內裹縛用無灰酒四瓶煑令

酒盡再入水二升煑候肉糜爛再入

黃耆末五兩　人參末三兩　白朮末二兩

熟糯米飯焙乾作餅將前後藥末和丸梧子大一

日二次服一二百丸溫酒下如難丸用蒸餅五七枚

焙乾入臼中杵千下丸之

按此方可謂長於用補矣人參羊肉同功而蓯蓉山藥爲男子佳珍合之當歸養營黃耆益衛天冬保肺白术健脾而其法製甚精允爲補方之首

○麥煎散　治少男室女骨蒸黃瘦口臭肌熱盜汗婦人風血攻疰四肢

赤茯苓　當歸　乾漆

鼈甲醋炙　常山　大黃煨

柴胡　白术　生地黄

石膏各一兩　甘草半兩

右爲末每服三錢小麥五十粒水煎食後臨臥服

若有虛汗加麻黃根一兩

按此方治肝肺脾胃火盛灼乾營血乃致口臭肌熱可驗故用潤血行瘀之法以小麥煎之引入胃中益胃之血乾熱熾太腸必然枯燥服此固可無疑然更加人參助胃真氣庶可多服取効也

○人參地骨皮散　治藏中積冷營中熱按之不足舉之有餘陰不足而陽有餘也

茯苓半兩　知母　石膏各一兩

地骨皮　人參　柴胡

生地黃各一兩五錢

右㕮咀每服一兩生薑三片棗一枚水煎細細溫服間服生精補虛地黃丸

按藏中積冷營中熱冷熱各偏爲害不一此方但可治營熱耳於藏冷無預也方後云間服生精補血地黃丸豈一方中不當兩涉耶又豈以治營熱爲最急無暇分功于藏冷耶如法用之俟營熱稍清兼治藏冷要亦用藥之小權衡耳

東垣補中益氣湯

黄芪一錢五分　人參　甘草炙各一錢
白术　當歸身　柴胡
升麻　陳皮各五分

右㕮咀，水煎。

○益胃升陽湯　前方加

炒麯一錢五分　生黄芩　瀉盛暑之伏庚金肺逆，每服少許，秋凉去之。

右㕮咀，水煎。

丹谿大補丸

黃栢炒褐色　知母酒浸炒各四兩　熟地黃酒蒸

敗龜板酥炙黃爲末各六兩

右爲末猪脊髓和煉蜜丸如桐子大每七十丸空心淡鹽湯送下

○補陰丸

黃栢半斤鹽酒炒　知母酒浸炒　熟地黃各三兩

敗龜板四兩酒浸炒　白芍炒　陳皮

牛膝各二兩　瑣陽　當歸各一兩半

虎骨一兩酒浸酥炙

右爲末酒煑羊肉丸如桐子大每五六十丸鹽湯下。冬加乾薑半兩

嚴氏芪附湯　治氣虛陽弱虛汗不止肢體倦怠

黃芪蜜炙　附子炮等分

爲咀每四錢加生薑煎。

參附湯　治眞陽不足上氣腨急自汗盜汗氣短頭暈

人參半兩　附子炮去皮臍一兩

爲咀分作三服加生薑煎

卷之六

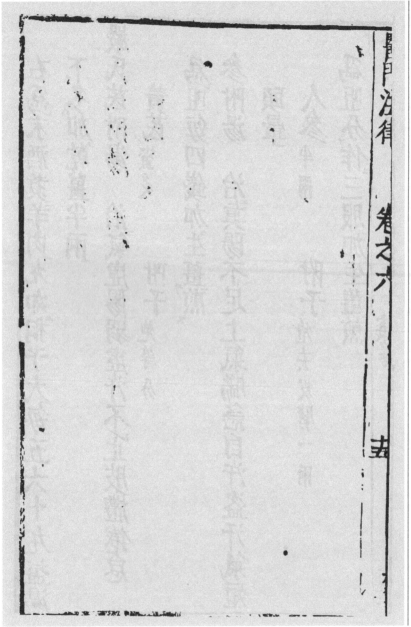

水腫門

論三首　合論金匱方六條
律七條　附論海藏法一條

水腫論

喻昌曰：病機之切於人身者，水火而已矣。水流濕，火就燥；水柔弱，火猛烈；水泛溢於表裏，火遊行於三焦。拯溺救焚，可無具以應之乎？經謂二陽結謂之消，三陰結謂之水。手足陽明熱結而病消渴，火之為害，已論之矣。而三陰者，手足太陰脾肺二藏也。胃為水穀之海，水病莫不本之於胃，經乃以屬之脾肺者，何耶？使足太陰脾足以轉輸水精於上，手太陰肺足以通調水道於下。海不揚波矣。惟脾肺二藏之氣結而不行後乃胃中之水日蓄。浸灌表裏無所不到也。是則脾肺之權可不伸耶。然其權尤重於腎。腎者胃之關也。腎司開闔。腎氣從陽則開。陽太盛則關門大開。水直下而爲消。腎氣從陰則闔。陰太盛則關門常闔。水不通而爲腫。經又以腎本肺標。相輸俱受爲言。然則水病以脾肺腎爲三綱矣。於中節目尤難辨晰。金匱分五水之名。及五藏表裏主病。徹底言之。後世漫不加察。其治水輒宗霸術。不能行所無事。可謂智乎。五水者風水皮水正水石水黃汗也風水其脉自浮外證骨節疼痛惡風渾是傷風本證從表治之宜矣皮水其脉亦浮外證跗腫按之沒指不惡風其腹如鼓不渴當發其汗證不同而治同其理安在則以皮毛者肺之合也肺行榮衛水漬皮間榮衛之氣膹鬱不行其腹如鼓發汗以散皮毛之邪外氣通則內鬱自解耳正水其脉沉遲外證自喘北方壬癸自病陽不上通關門閉而水日聚上下溢於皮膚跗腫腹大上為喘呼不得臥腎本肺標子母俱病也石水其脉自

沉外證腹滿不喘所主在腎不合肺而連肝經謂肝
腎并沉爲石水以其水積胞中堅滿如石不上大腹
適在厥陰所部卽少腹疝瘕之類也不知者每治他
病誤動其氣上爲嘔逆多主死也巢氏病源謂石水
自引兩脇下脹痛或上至胃脘則死雖不及於證治
大抵肝多腎少之證耳黃汗汗如蘗汁其脉沉遲身
發熱胸滿四支頭面腫久不愈必致癰膿陰脉陽證
腎本胃標其病皆胃之經脉所過後世名之癉水者
是也夫水飲入胃不行鬱而爲熱熱則營衛之氣亦

熱熱之所過未流之患不可勝言皆從瀰水而浸淫不已耳然水在心之部則鬱心火炳明之化水在肝之部則鬱肝木發生之化水在肺之部則孤陽竭於外其魄獨居水在脾之部則陰竭於內而穀精不布水在腎之部不但諸陽退伏即從陽之陰亦且退伏孤陰獨居於下而隔絕也故胃中之水惟恐其有火有火仍屬消渴未傳中滿之不救腎中之水惟恐其無火無火則真陽滅沒而生氣內絕其在心之水過抑君火若得脾土健運子必救母即在肝在肺在腎

之水脾土一旺水有所制猶不敢於橫發常懷山襄陵之月求土不委頹足矣欲土宜稼穡豈不難哉夫水土平成以神禹爲師醫門欲平水土不師仲景而誰師乎

水臌脉論

喻昌曰諸病辨脉以浮沉遲數四脉爲綱而水病之精微要渺莫不從此四字參出其及於弦緊微濇伏潛之脉者愈推愈廣之節目耳風水脉浮此定法也然有太陽脉浮之風水有肝腎并浮之風水有勇而

勞汗之風水有面胕龐鬱壅害於言之風水治法同一開鬼門而標中之本則微有分矣抑且當汗之證渴而下利小便數皆不可發汗可不辨而犯其戒乎脉沉曰水此定法也而肝腎并沉爲石水沉伏相搏名曰水少陰脉緊而沉緊則爲痛沉則爲水脉得諸沉當責有水身體腫重水病脉出者死沉爲水緊爲寒沉緊相搏結在關元沉爲裏水水之爲病其脉沉小屬少陰内經明有潔淨府之法金匱治諸沉脉俱不及之另曰腰以下腫者宜利小便又曰小便自利

者愈正恐沉微沉遲腎氣衰少誤用其法耳已上所論浮沉諸脉皆顯明而可解者也至論遲數之脉謂寸口脉浮而遲浮脉則熱遲脉則潛熱潛相搏名曰沉趺陽脉浮而數浮脉即熱數脉即止數止相搏名曰伏沉伏相搏名曰水沉則絡脉虛伏則小便難虛難相搏水走皮膚即爲水矣如是言脉截斷泉流令聰明知見全不得入豈非最上一乘乎寸口者肺脉所過趺陽者胃脉所過二脉合診者表章内經三陰結謂之水當以寸口趺陽定其診也寸口脉浮而遲

浮為衛為陽遲為營為陰衛不與營和其陽獨居脉外則為熱營不從衛匿於脉中則為潛營衛之間熱潛之邪相搏而至則肺氣不能布化故自結而沉也脾與胃以膜相連而為表裏趺陽脉浮而數胃陽不與脾陰相合浮而獨居於表則為熱脾陰不得胃陽以和反為陽氣所促而變數數則陰血愈虛而止矣數止相搏名曰伏者趺陽之脉本不伏以熱止之故而脉伏也寸口之沉趺陽之伏相搏於中則為水豈非三陰結一定之診乎然肺合皮毛者也皮膚者絡

脉之所過肺沉而氣不為充榮潛而血不為養則絡脉虚脾為胃行津液者也脾伏則津液不入膀胱故小便難絡虚便難水之積者乘虚而走皮間為腫矣金匱之書觀之不解正精微所在未可釋手也寸口脉遲而濇解見二卷水寒中然以寸口定肺之診矣而肺者外合皮毛内合大腸者也外合皮毛既推皮虚所過絡脉之虚水入為腫矣而内合大腸豈無脉法以推之耶金匱又曰寸口脉弦而緊弦則衛氣不行緊即惡寒水不沾流走於腸間以浮遲弦緊為肺

脉主沉表裏之分也弦爲寒水寒在肺則營衛不温分肉而惡寒肺之治節不行不能通調水道故水不活流而但走大腸之合也卽肺水者其身腫小便難時時鴨溏之互辭也以趺陽定胃之診矣而胃之或寒或熱亦卽於脉之或緊或數而辨之故曰趺陽脉當伏今反緊本自有寒疝瘕腹中痛醫反下之下之卽胸滿短氣又曰趺陽脉當伏今反數本自有熱消穀小便數今反不利此欲作水一寒一熱兩出趺陽所主脉證寒疝瘕卽石水之類腹中痛宜温

不宜下下之而傷其胸中之陽則濁陰上攻胸滿短氣也内經腫滿環臍痛名風根不可動動之爲水溺濇之病風根爲陽動之則乗陰疝瘕爲陰動之則乗陽皆精義也熱能消穀小便數本是癉成消中之病今反小便不利此欲作水亦可見其水必乗熱勢浸淫無所不至與黄汗證大同小異耳金匱水病脉法之要全在求責有無盛虚有者求之無者求之凡屬本證兼證胸中了然無所疑惑矣盛者責之爲風爲熱爲虚爲痛爲氣強爲發熱燥煩莫不有脉可據矣

虛者責之為正虛衛虛營虛經虛絡虛水穀氣虛少陽卑少陰細之虛亦莫不有脉可據矣究竟脉者精微之學也昌欲傳其精微而精微出於平淡愈推愈廣愈求愈獲如水病脉出者死徒讀其文寧不悞人自悞乎風水黄汗等證脉之浮大且洪者豈亦主死乎惟少陰腎水其脉本沉者忽焉沉之烏有而反外出則主死耳又如營衛之虛其辨不一有營衛隨風火熱上行而不環周於身者有營衛因汗出多而不固於腠理者有營衛因穀氣少并虛其宗氣胸中作

病者有營衛不和於脉之内外者有營衛阻絕於脉之上下者有營衛所主上中下三焦俱病四屬斷絕者有營衛熱胕肌膚瘍潰者一一致詳始得其精學脉者自爲深造可矣

論金匱防己黃芪湯方　本文云風水脉浮身重汗出惡風者防己黃芪湯主之腹痛加芍藥

脉浮表也汗出惡風表之虛也身重水客分肉也防己療風腫水腫通腠理黃芪溫分肉補衛虛白术治皮風止汗甘草和藥益土生薑大棗辛甘發

散腹痛者陰陽氣塞不得升降再加芍藥收陰

論金匱越婢湯方　本文云風水惡風一身悉腫脉浮不渴續自汗出無大熱越婢湯主之○裏水者一身面目黃腫其脉沉小便不利故令病水假如小便自利此亡津液故令渴也越婢加朮湯主之

前條風水續自汗出無大熱故用之設不汗出且大熱表法當不主此也後條裏水假如小便自利亡津液而渴故用之不爾裏法當不主此也曰無大熱則有熱可知曰裏水乃軀殼之裏非藏府之裏

可知故俱得用越婢湯也

越婢湯者示微發表於不發之方也尚論傷寒大陽第十三篇已詳之矣大率取其通調營衛和緩之性較女婢尤過之而命其名也蓋麻黄石羔二物一甘熱一甘寒合而用之脾偏於陰則和以甘熱胃偏於陽則和以甘寒乃至風熱之陽水寒之陰凡不和於中上者悉得用之何者中土不和則水穀不化其精悍之氣以實榮衛榮衛虛則或寒或熱之氣皆得壅塞其隧道而不通於表裏所以在

表之風水用之而在裏之水兼渴而小便自利者咸必用之無非欲其不害中土耳不害中土自足消患於方萌抑何待水土平成乎

論金匱防已茯苓湯方　本文云皮水爲病四肢腫水氣在皮膚中四肢聶聶動者防已茯苓湯主之

風水脉浮用防已黄芪湯矣而皮水即彷彿而用之前脉論中謂同一關鬼門而標中之本則微有分此方是也風水下鬱其土氣則用白术崇土薑棗和中皮水内合於肺金鬱泄之水漬於皮以淡

滲之故以茯苓易白朮加桂枝解肌以散水於外不用薑棗和之於中也況四肢聶聶風在榮衛觸動經絡桂枝尤不可少耶

論金匱麻黃附子湯杏子湯二方

本文云水之爲病其脉沉小屬少陰浮者爲風無水虛脹者爲氣水發其汗即已脉沉者宜麻黃附子湯浮者宜杏子湯

此論少陰正水之病其脉自見沉小殊無外出之意若脉見浮者風發於外也無水虛脹者手太陰

氣鬱不行也。風氣之病。發其汗則自已耳。即脉沉
無他證者。當微傷寒少陰例。用麻黃附子甘草湯
溫動其水以救腎。若脉浮者。其外證必自喘。當微
傷寒太陽例。用麻黃杏子甘草石膏湯。發散其邪
以救肺。此治金水二藏之大法也。

論黃芪芍藥桂枝苦酒湯桂枝加黃芪二方

本文云黃汗之爲病。身體腫。發熱汗出而渴。狀如
風水。汗沾衣。色正黃如蘗汁。脉自沉。何從得之。師
曰以汗出入水中浴。水從汗孔入得之。宜芪芍桂

酒湯主之。黄汗之病，兩足自冷。假令發熱，此屬歷節。食已汗出，又身常暮盜汗者，此勞氣也。若汗出已反發熱者，久久其身必甲錯。發熱不止者，必生惡瘡。若身重，汗出已輒輕者，久久必身瞤，瞤即胸中痛。又從腰以上必汗出，下無汗，腰髖弛痛，如有物在皮膚中狀。劇者不能食，身疼重，煩燥，小便不利。此爲黄汗，桂枝加黄芪湯主之。

兩證大同小異。前一證以汗出而衞氣不固，外水入搏於營，鬱而爲熱。熱盛則腫而發黄，熱盛則耗其津液而作渴。故以黃芪固護其衛，以桂枝本方加苦酒引入營分，散其水寒之邪。但衛虛多汗，不任發表，故不用薑棗協助胃氣，所恃者黃芪實衛之大力耳。後一方用桂枝全方，啜熱稀粥助其得汗，加黃芪固衛，以其發熱且兼自汗盜汗。發熱故用桂枝，多汗故加黃芪也。其發汗已仍發熱，邪去不盡，勢必從表解之。汗出輒輕，身不重也。久久身瞤，胸中痛，又以過汗而傷其衛外之陽，并胸中之陽也。腰以上有汗，腰以下無汗，陽通而陰不通，上

下痞陽更宜黃芪固陽桂枝通陰矣黃汗與歷節
有分陽火獨壅於上爲黃汗陰水獨積於下爲兩
脛冷陽火盛及肌肉則發熱陰水寒及筋骨則歷
節痛源同而流不同也食已汗出者食入於所長
之陽與勞氣相摶散出爲汗乃至氣門不閉津液
常泄暮爲盜汗也甲錯者皮間枯澁如鱗甲錯出
也發熱不已熱入肉腠必生惡瘡留結癰膿也腰
髖弛痛如有物在皮中狀即內經痛痺逢寒則蟲
之類也小便不利津液從汗越也不能食脾胃氣

虛不能化穀也身體重衛氣不充分肉也煩燥胃熱上薰心肺也治黃汗之法盡發於此矣

論金匱桂枝去芍藥加麻黃附子細辛湯枳朮湯

本文云氣分心下堅大如盤邊如旋杯水飲所作桂枝去芍藥加麻黃附子湯主之　又云心下堅大如盤邊如旋杯水飲所作枳朮湯主之　心下胃之上也胃中陽氣不布心下乃爲水飲之陰占據堅大如盤阻其上下出入之坦道祇從邊旁轆轉雖總之陽氣之權不伸所致然有陰陽二

候陽氣虛而陰氣乘之結於心下必用桂枝湯去芍藥之走陰而加麻黃附子細辛共散胸中之水寒以少陰主內水寒上入即從少陰溫經散寒之法而施治也所以方下云當汗出如蟲行皮中即愈可見胃中之陽不布即胸中之陽亦虛胸中陽虛并衛外之陽亦不固故其汗出時如蟲行皮中尚顯陽氣滯濇之象設非桂麻細辛協附子之大力心下水寒能散走皮中乎水寒散斯重雲見晛而心下之堅大者豁然空矣此神治也其有陽邪

自結於陽位陰寒未得上入者但用枳朮二味開其痰結健其脾胃而陽分之陽邪解之自易易耳

論海藏集仲景水氣例

海藏於治水腫一門務爲致詳設爲水氣問難求責脉之有力無力藏沉府浮用藥大凡意在發明內經仲景其實渾是後人窠臼中無實得也其六五高低內外輕重表裏隨經補瀉要當詳察肺胃腎三經病即瘥也此一語最爲扼要然終未到家內經明謂三陰結謂之水三陰者太陰也足太陰脾

手太陰肺氣結不行即成水病而水之源出自腎故少陰腎亦司之但當言肺脾腎不當言肺胃腎也何也胃不必言也胃本水穀之海五藏六府之大源脾不能散胃之水精於肺而病於中肺不能通胃之水道於膀胱而病於上腎不能司胃之關門時其輸泄而病於下所以胃中積水浸淫無所底止耳海藏舉肺胃腎而遺脾於至理不過一間未達原不必議其治例仍以肺沉太腸浮心沉小腸浮爲言此則相沿之陋也詎知藏府各分浮沉

而太小二腸不當從上焦分診耶至於所集仲景水氣例則未窺宮牆富美反多門外邪僻矣夫仲景論雜證於水氣一門極其精詳惟恐足太陰脾之健運失職手太陰肺之治節不行足少陰腎之關門不開并其府膀胱之氣化不行所用方藥皆不出重虛之戒立於無過之地海藏集仲景治肺癰葶藶太棗瀉肺湯爲例是欲以瀉肺之法爲瀉水之法矣集仲景治傷寒痞連兩脇雜證支飲在脇之十棗湯爲例是欲以瀉胸脇及膀胱爲瀉水

之法矣何其敢於操刃而藉口仲景耶不但此也抑且假托後人治水之峻藥本之仲景謂三花神祐丸即十棗湯加牽牛大黄輕粉除濕丹即神祐丸加乳香沒藥玄青丹又即神祐丸加黄連黄蘗青黛集仲景之方以傅會後人罪不容誅矣後來依樣葫蘆更改一味二味即成一方不傷脾即瀉肺不瀉肺即瀉膀胱乃致積水滔天載胥及溺絕無一人追悔從前用藥之咎正以繇來若非一日耳水病門中成方百道求一救肺氣之膹鬱而伸

其治節之方無有也求一救膀胱阻絶而伸其氣化之方無有也節取數方發明備用臨病自出生心化裁是所望矣

脹病論

喻昌曰脹病與水病非兩病也水氣積而不行必至於極脹脹病亦不外水裹氣結血凝而以治水諸法施之百中無一愈者失於師承無人罔施妄投耳今天下醫脉久斷醫學久荒即欲效司馬子長擔簦負笈遍訪於江淮汶泗而師資果安在乎昌於斯世無

地可以着雖然而皇皇斯人不敢自外請一比類爲後學商之仲景謂水病氣分心下堅大如盤邊如旋杯水飲所作然則脹病豈無血分腹中堅大如盤者乎多血少氣豈無左脇堅大如盤者乎多氣少血豈無右脇堅大如盤者乎故不病之人凡有癥瘕積塊痞塊即是脹病之根日積月累腹大如箕腹大如甕是名單腹脹不似水氣散於皮膚面目四肢也仲景所謂石水者正指此也胸中空曠氣食尚可從容轆轉腹中大小腸膀胱逼處瘀濁占據水不下趨而泛

藴無不至矣内經明脹病之旨而無其治仲景微示其端而未立法然而比類推之其法不啻詳也仲景於氣分心下堅大如盤者兩出其方一方治陰氣結於心下用桂枝去芍藥加麻黄附子細辛湯一方治陽氣結於心下用枳朮湯夫胸中陽位尚分陰氣陽氣而異其治況腹中至陰之處而可不從陰獨治之乎陰氣包裹陰血陰氣不散陰血且不露可驅其血乎舍雄入九軍單刀取勝之附子更有何藥可散其陰氣破其堅壘乎推之兩脇皆然但分氣血陰結之

微甚而水亦必從其類矣此等比類之法最上乘非中材所幾和盤托出爲引伸啓發之助

律七條

凡治水腫病不分風水皮水正水石水黃汗五證及脾肺腎三藏所主恣用驅水惡劣之藥及禹功舟車導水等定方者殺人之事也

凡治水腫病有當發汗散邪者不知兼實其衞致水隨汗越浸淫皮膚不復順趨水道醫之罪也

凡治水腫病遇渴而下利之證誤利其水致津液隨

竭中土坐困甚者脉代氣促擯於死亡醫之罪也
凡治水腫病遇少腹素有積塊疝瘕誤行發表攻裏致其人濁氣上衝胸胃大嘔大逆痛引陰筋卒死無救者醫殺之也
凡治水腫黃汗證乃胃熱釀成癰水誤用熱藥轉增其熱貽患癰膿醫之罪也
凡治水腫病不察寸口脉之浮沉遲數弦緊微濇以及趺陽脉之浮數微遲緊伏則無從辨證用藥動罹因禍醫之罪也

凡治脹病而用耗氣散氣瀉肺瀉膀胱諸藥者殺人之事也。

治病用藥貴得其宜病有氣結而不散者當散其結甚有除下蕩滌而其氣之結尚未遽散者漸積使然也今脹病乃氣散而不收更散其氣豈欲直裂其腹乎收之不能遽收亦漸積使然緩緩圖成可也若求快意一朝如草頭諸方明明立見殺人若輩全不悔禍展轉以售好者不知其何等肺腸千劫不能出地獄矣。

水腫門諸方

○金匱防已黄芪湯

防巳一兩　黄芪二兩一分　白术三分

甘草半兩

右剉每服五錢七生薑四片棗一枚水盞半煎取八分去滓温服良久再服

○金匱越婢湯

麻黄六兩　石膏半斤　生薑三兩

大棗十五枚　甘草二兩

右五味以水六升先煑麻黄去上沫内諸藥煑取三升分溫三服○惡風者加附子一枚○風水加术四兩○今録驗

○金匱防已茯苓湯

防已三兩　黄芪一兩　桂枝三兩

茯苓六兩　甘草二兩

右五味以水六升煑取二升分溫三服○

○金匱麻黄附子湯

麻黄三兩　甘草二兩　附子一枚炮

右三味以水七升先煮麻黃去上沫內諸藥煮取二升半溫服八合日三服

○金匱杏子湯 未見恐是麻黃杏子甘草石膏湯

○蒲灰散 方見消渴門

○金匱黃芪芍藥桂枝苦酒湯

黃芪五兩 芍藥三兩 桂枝三兩

右三味以苦酒一升水七升相和煮取三升溫服一升當心煩服至六七日乃解若心煩不止者以苦酒阻故也 一方用美酒醯代苦酒

○金匱桂枝加黄芪湯

桂枝　芍藥　生薑各三兩

甘草二兩　大棗十二枚　黄芪二兩

右六味以水一斗煮取三升溫服一升須臾歠熱稀粥一升餘以助藥力溫覆取微汗若不汗更服

○金匱桂枝去芍藥加麻黄附子細辛湯

桂枝　生薑各三兩　甘草二兩

大棗十二枚　麻黄　細辛各二兩

附子一枚炮

右七味以氷七升煮麻黄去上沫内諸藥煮取二
升分温三服當汗出如虫行皮中即愈○

○金匱枳朮湯

枳實七枚　白朮二兩

右二味以水五升煮取三升分温三服腹中耎即
當散也

○實脾散　治陰水發腫用此先實脾土○

厚朴去皮薑製　白朮　木瓜去穰

大腹子　附子炮　木香不見火

草菓仁　白茯苓去皮　乾薑炮各一兩

甘草炙半兩

右㕮咀每服四錢水一盞薑五片棗一枚煎七分

不拘時溫服

按治水以實土為先務不但陰水為然方下所云治陰水發腫用此先實脾土然則其後將用何藥耶儼然陰水當補陽水當瀉之念横於胸中故其言有不達耳夫陰水者少陰腎中之真陽衰微北方之水不能蟄封收藏而泛溢無制耳倘腎氣不

溫則眞陽有滅頂之凶矣實土以堤水寧不爲第二義乎方中不用桂而用厚朴檳榔尚有可議耳

○復元丹　治脾腎俱虚發爲水腫四肢虚浮心腹堅脹小便不通兩目下腫

附子炮二兩　南木香煨　茴香炒

川椒炒出汗　厚朴去粗皮薑製　獨活

白朮炒　陳皮去白　吳茱萸炒

桂心各一兩　澤瀉一兩半　肉荳蔻煨

檳榔各半兩

右為細末糊丸如梧桐子大每服五十丸不拘時
紫蘇湯送下
按此方合前方俱主脾腎之治而此方溫煖腎藏
之藥居多較前方稍勝然不用茯苓仍用檳榔厚
朴終落痞套耳

○導滯通幽湯　治脾濕有餘及氣不宣通面目手
足浮腫

木香　白朮　桑白皮

陳皮各五錢　茯苓去皮一兩

右㕮咀每服五錢水二盞煎至一盞去滓溫服空心食前。

按脾喜燥惡濕脾濕有餘氣不宜通即是脾中健運之陽不足先加意理脾之陽俟體中稍快用此方退其面目手足浮腫乃爲善也

○胃苓湯　乃平胃散合五苓散加陳皮也。

蒼朮　厚朴薑汁炒　陳皮

白朮　茯苓各一錢半　澤瀉

猪苓各一錢　甘草六分　官桂三分

右水加生薑煎服

按此方宜導胃水膀胱水順道而出水患在所必用然亦相其人津液不虧腎水不竭乃可用之恐蹈重虛之律也其遠人無病但覺不服水土允宜此方

○消風敗毒散　此即人參敗毒散合荊防敗毒散並用也

人參　獨活　柴胡

桔梗　枳殼麩炒　羌活

茯苓　川芎　前胡

甘草　荆芥　防風各一錢

水二鍾薑三片煎八分食遠服

按此方治風水皮水凡在表宜從汗解者必用之劑然仲景之用汗法必兼用黄芪實表恐表虚之人固身之本乘表藥外泄盡漬皮腠反為太累耳此方用人參為君固護元氣是以用之無恐即是推之元氣素虚腠理素疎參芪合用允為當矣

○加減金匱腎氣丸　治肺腎虚腫重脚腫小便不

剩或肚腹腫脹四肢浮腫或喘急痰盛已成蠱證其効如神此證多因脾胃虛弱治失其宜元氣後傷而變證者非此藥不能救

白茯苓三兩　附子五錢　牛膝

官桂　澤瀉　車前子

山茱萸　山藥　牡丹皮各一兩

熟地黃四兩搗膏

右爲末和地黃煉蜜丸如桐子大每服七八十丸空心白湯下

按本方濟生以附子為君此薛新甫重訂用白茯苓為君合之牛膝車前治腰以下之水其力最大然而腎之關門不開必以附子回陽蒸動腎氣其關始開胃中積水始下以陽主開故也關開卽不用茯苓牛膝車前而水亦下關闔則茯苓車前用至無算抑莫如之何矣用方者將君附子乎抑君茯苓乎

○調榮散　治瘀血留滯血化為水四肢浮腫皮肉赤紋名血分

蓬术　川芎　當歸
延胡索　白芷　檳榔
陳皮　赤芍藥　桑白皮炒
大腹皮　赤茯苓　葶藶炒
瞿麥各一錢　大黃一錢半　細辛
官桂　甘草炙各五分

右作一服。水二鍾。薑三片。紅棗二枚。煎至一鍾。食前服。

按瘀血化水。赤縷外現。其水不去。勢必不止瘀之血亦盡化爲水矣。此方只作一服。原不欲多用之意。
但服後其水不行。赤縷不減。未可再服。且用治血
補氣之藥。調三五日。徐進此藥。虛甚者。必參附合
用。得大力者主持其間。驅逐之藥。始能建功也。

○烏鯉魚湯　治水氣四肢浮腫。

烏鯉魚一尾　赤小豆　桑白皮
白朮　陳皮各三錢　葱白五莖

右用水三碗。同煑。不可入鹽。先喫魚。後服藥。不拘
時候。

按此方用烏魚燰覓行水合之赤豆葱白以開鬼門潔淨府更合之白朮陳皮桑皮淸理脾肺之一種深心殊可採用

○防已散　治皮水腫如裹水在皮膚中四肢習習然動

漢防已　桑白皮　黃芪

桂心各一兩　赤茯苓二兩　甘草炙半兩

右㕮咀每服五錢水一大盞煎至五分去滓不拘時溫服

按此即仲景金匱防己茯苓湯治皮水之方而加桑白皮也然皮水者鬱其榮衛平太陰肺氣不宜治法金鬱者泄之桑白皮固可加然不可過泄肺氣桂心固能行水然不如桂枝之發越榮衛大凡變易仲景之方必須深心體會假如榮衛通行水道不利又當以桂心易桂枝矣此活法也

○導水茯苓湯 治水腫頭面手足徧身腫如爛瓜之狀手按而塌陷手起隨手而高突喘滿倚息不能轉側不得着牀而睡飲食不下小便秘澁溺出

如割而絶少。雖有而如黑豆汁者。服喘嗽氣逆諸藥不効。用此即愈。亦嘗驗其病重之人。煎此藥時要如熬阿刺吉酒相似。約水一斗。止取藥一盞。服後小水必行。時即漸添多。直至小便變清白色爲愈。

赤茯苓　麥門冬去心　澤瀉

白术各三兩　桑白皮　紫蘇

檳榔　木瓜各一兩　大腹皮

陳皮　砂仁　木香各七錢半

右㕮咀毎服半兩水一盞燈草二十五根煎至八分空心服　如病重者可用藥五兩再加麥門冬二兩燈草半兩以水一斗於砂鍋内熬至三大碗再下小銚内煎至一大盞五更空心服滓再煎服連進此三服自然利小水一日添如一日

按此方藥味甚平而其煎法則甚奇蓋得仲景百勞水之意而自出手眼者可喜可喜

已上治水病方後附治脹病方九道

○人參芎歸湯直指　治煩躁喘急虚汗厥逆小便赤太

便黑名血脹

人參　辣桂去麁皮　五靈脂炒各二錢五分

烏藥　蓬朮煨　木香

砂仁　炙甘草各半兩　川芎

當歸　半夏湯泡各七錢五分

右㕮咀每服一兩五錢生薑五片紅棗二十枚紫蘇

四葉煎空心服

按此方治血脹初成者服之必效

○化滯調中湯

白朮一錢五分　人參　白茯苓
陳皮　厚朴薑製　山查肉
半夏各一錢　神麯炒　麥芽炒各八分
砂仁七分
水二鍾，薑三片，煎八分，食前服。
按：此方即參朮健脾湯加神麯、麥芽。脹甚者，加蘿蔔子炒一錢。麵食傷尤宜用。乃助脾之健運，以消其氣分之脹也。

○人參丸　治經脉不利，化爲水，流走四肢，悉皆腫满名曰血分其候與水相類若作水治之非也宜用此。

人參　當歸　大黃（濕紙裹飯上蒸熟去紙切炒）　桂心　瞿麥穗　赤芍藥　白茯苓（各半兩）　葶藶（炒另研一錢）

右爲末煉蜜丸如桐子大每服十五丸加至二十三十丸空心飲湯下。

按此方治血分之水少用葶藶爲使不至耗氣散氣殊可取用。

○見晛丸寳鑑治寒氣客於下焦血氣閉塞而成瘕聚腹中堅大久不消者

附子炮去皮臍四錢　鬼箭羽　紫石英各三錢

澤瀉　肉桂　玄胡索

木香各二錢　檳榔二錢半　血竭一錢半另研

水蛭一錢炒烟盡　京三稜五錢剉　桃仁三十粒湯浸去皮尖

斄炒研　大黃二錢剉用酒同三稜浸一宿焙

右十三味除血竭桃仁外同為末入另研二味和勻用元浸藥酒打糊丸如桐子大每服三十丸淡

醋湯送下。食前溫酒亦得。

按此方消痰之力頗大，用得其宜，亦不為峻。

○小溫中丸　丹溪　治脹是脾虛不能運化，不可下之。

陳皮　半夏湯炮去皮臍　神麴炒

茯苓各一兩　白朮二兩　香附子不要烘曬

針砂醋炒紅各一兩半　苦參炒　黃連炒各半兩

甘草三錢

右為末，醋水各一盞，打糊為丸，如桐子大。每服七八十丸，白朮六錢，陳皮一錢，生薑一片，煎湯吞下。

虛甚加人參一錢各用本方去黃連加厚朴半兩忌甘病輕者服此丸六七兩小便長病甚服一斤小便始長

按脾虛作脹最不宜用大黃之藥散其脾氣丹谿此方亦可取用

○禹餘糧丸治十腫水氣脚膝腫上氣喘急小便不利但是水氣悉皆主之許學士及丹谿皆云此方治脹之要藥

蛇含石大者三兩以新鐵銚盛入炭火中燒蛇黃與銚子一般紅用鉗取蛇黃傾入醋中候冷取出研極細

禹餘糧石三兩

真鍼砂五兩先以水淘

淨炒乾入餘醋一處用米醋二升就銚內煮醋
乾終度後用銚并藥入炭中燒紅鉗出傾藥淨
罎地上候
冷研細
以三物為主其次量人虛實入下項。洎禾多是取
轉推此十三
物既非大戟甘遂芫花之比又有
下項藥扶持故虛人老人亦可服

羌活　木香　茯苓
川芎　牛膝酒浸　桂心
白豆蔻炮　大茴香炒　蓬朮
附子炮　乾薑炮　青皮
京三稜炮　白蒺藜　當歸酒浸一宿

各半兩

右爲末入前藥拌勻以湯浸蒸餅捩去水和藥再杵極勻丸如桐子大食前溫酒白湯送下三十丸至五十丸最忌鹽一毫不可入口否則發疾愈甚但試服藥即於小便內旋去不動藏府病去日日三服兼以溫和調補氣血藥助之眞神方也

按此方昔人用之屢效以其大能煖水臟也服此丸更以調補氣血藥助之不爲峻也

○導氣丸　治諸痞塞關格不通腹脹如鼓大便結祕小腸腎氣等疾功效尤速

青皮（用水蛭等分同炒赤去水蛭）　莪术（用虻虫等分同炒赤去虻虫）

胡椒（茴香炒去茴香）　三稜（乾漆炒去乾漆）　檳榔（斑猫炒去斑猫）

赤芍（川椒炒去川椒）　乾薑（硇砂炒去硇砂）　附子（青塩炒去青塩）

茱萸（牽牛炒去牽牛）　石菖蒲（桃仁炒去桃仁）

右各等分剉碎與所製藥炒熟去水蛭等不用秖以青皮等十味為細末酒糊為丸如梧桐子大每服五十丸加至七十丸空心用紫蘇湯送下

按此方各味俱用峻藥同炒取其氣而不取其質消堅破結亦能斬關而入然病久憊甚用之必不

能勝病勢已成元氣可耐者用可以建功。

○溫胃湯 治憂思聚結脾肺氣凝陽不能正大腸與胃氣不平脹滿上衝飲食不下脉虛而緊濇。

附子炮去皮臍 厚朴去皮生用 當歸

白芍藥 人參 甘草炙

橘皮各一錢半 乾薑一錢二分 川椒去閉口炒出汗三分

右作一服水二鍾薑三片煎至一鍾食前服

按此方変附子理中之意而加血分藥兼理其下亦可取用。

○强中湯　治食啖生冷過飲寒漿有傷脾胃遂成脹滿有妨飲食甚則腹痛

人參　青皮去白　陳皮去白

丁香各二錢　白朮一錢半　附子炮去皮臍一

草菓仁　乾薑炮各一錢　厚朴薑製

甘草炙各五分　嘔加半夏傷麪加萊菔子各

水二鍾薑三片紅棗二枚煎一鍾不拘時服

按此方即用附子理中湯更加香燥之藥以强其胃胃氣虛寒者亦可暫用一二劑也

黄癉門　法十五條　律三條

經言溺黄赤安卧者黄癉病溺黄赤者熱之徵也安靜嗜卧者濕之徵也所以有開鬼門潔淨府之法開鬼門者從汗而泄其熱於肌表也潔淨府者從下而泄其濕於小便也此特辨名定治之大端而精微要渺惟金匱有獨昭焉要知外感發黄一證傷寒陽明篇中已悉金匱雖舉外感内傷諸黄一一發其底藴其所重尤在内傷茲特詳加表章爲後學法程焉

金匱論外感熱鬱於內而發黃之證云寸口脉浮而緩浮則爲風緩則爲痺痺非中風四肢苦煩脾色必黃瘀熱以行其義取傷寒風濕相搏之變證爲言見風性雖善行纔與濕相合其風即痺而不行但鬱爲瘀熱而已及鬱之之極風性乃發風發遂挾其瘀熱以行於四肢而四肢爲之苦煩顯其風淫末疾之象挾其瘀熱以行於肌膚而肌膚爲之色黃顯其濕淫外潰之象其脉以因風生熱故浮因濕成痺故緩此而行內經開鬼門潔淨府之法

俾風挾之熱從肌表出濕蒸之黃從小便出而表
裏分消爲有據也。
金匱重出傷寒陽明病不解後成穀癉一證云陽明
病脉遲者食難用飽。飽則發煩頭眩小便必難此
欲作穀癉。雖下之腹滿如故。所以然者脉遲故也。
此因外感陽明胃中之餘熱未除。故食難用飽。飽
則食復生熱。兩熱相合而發煩頭眩小便難腹滿。
勢所必至。在陽明證本當下。陽明而至腹滿。尤當
急下。獨此一證下之腹滿必如故。非但無益反增

困耳。以其脈遲而胃氣空虛。津液不充。其滿不過虛熱內壅。非結熱當下之比。金匱重出此條。原有深意。見脈遲胃虛。下之既無益。而開鬼門潔淨府之法。用之無益。不待言矣。嘗憶一友問仲景云。下之腹滿如故。何不立一治法。余曰仲景必用和法先和其中。後乃下之。友曰何以知之。余曰仲景云脈遲尚未可攻。味一尚字。其當攻之旨躍然。金匱文云諸黃腹痛而嘔者。用小柴胡湯。觀此仍是治傷寒、邪高痛下。故使嘔也。小柴胡湯主之之法。是

以知之耳陳無擇治穀癉用穀芽枳實小柴胡湯
差識此意但半消半和半下三法並用漫無先後
較諸仲景之絲絲必貫相去遠矣
金匱又云趺陽脈緊而數數則為熱熱即消穀緊則
為寒食即為滿尺脈浮為傷腎趺陽脈緊為傷脾
風寒相搏食穀則眩穀氣不消胃中苦濁濁氣下
流小便不通陰被其寒熱流膀胱身體盡黃名曰
穀癉此論內傷發黃直是開天闢地未有之奇東
垣脾胃論彷彿什一後世樂宗金匱奧義置之不

講殊可概也請細陳之人身脾胃居於中土脾之土體陰而用則陽胃之土體陽而用則陰兩者和同則不剛不柔胃納穀食脾行穀氣通調水道灌注百脈相得益彰其用大矣惟七情飢飽房勞過於內傷致令脾胃之陰陽不相協和胃偏於陽無脾陰以和之如造化之有夏無冬獨聚其熱而消穀脾偏於陰無胃陽以和之如造化之有冬無夏獨聚其寒而腹滿其人趺陽之脈緊寒數熱必有明徵診其或緊或數而知脾胃分主其病診其緊

而且數而知脾胃合受其病法云精矣然更有精
爲診其兩尺脉浮又知並傷其腎夫腎脉本沉也
胡以反浮蓋腎藏精者也而精生於穀脾不運胃
中穀氣入腎則精無裨而腎傷故沉脉反浮也知
尺脉浮爲傷腎則知趺陽脉緊即爲傷脾然緊乃
肝脉正仲景所謂緊乃弦狀若弓弦之義脾脉舒
緩受肝木之尅賊則變緊肝之風氣乘脾聚之寒
氣兩相搏激食穀即眩是穀入不能長氣於胃陽
而反動風於脾陰即胃之聚其熱而消穀者亦不

過蒸爲腐敗之濁氣而非精華之清氣矣。濁氣移胃熱而下流入膀胱。則膀胱受其熱。氣化不行。小便不通。一身盡黃。濁氣移脾寒而下流入腎。則腎被其寒而尅賊之餘。其腹必滿矣。究竟穀癉由胃熱傷其膀胱者多。由脾寒傷其腎者。十中二三耳。若飲食傷脾。加以房勞傷腎。其證必腹滿而難治矣。仲景於女勞癉下。重申其義曰。腹如水狀不治。豈不深切著明乎。

女勞癉額上黑。謂身黃加以額黑也。黑爲北方陰晦之色乃加於南方離明之位此必先有胃熱脾寒之濁氣下流入腎益以女勞無度而後成之其繇來自非一日肘後謂因交接入水所致或有所驗然火炎薪燼額色轉黑雖不入水其能免乎故脾中之濁氣下趨入腎水土互顯之色但於黃中見黑滯耳若相火從水中上炎而合於心之君火其勢燎原煙燄之色先透於額乃至微汗亦隨火而出於額心之液且外亡矣手足心熱內傷皆然日暮陽明用事陽明主闔收斂一身之濕熱疾趨而

下膀胱因而告急其小便自利大便黑時溏又是膀胱畜血之驗腹如水狀實非水也正指畜血而言也故不治

酒癉心中懊憹而熱不能食時欲吐酒爲濕熱之最氣歸於心肺味歸於脾胃久積之熱不下行而上觸則生懊憹痞塞中焦則不能食其濕熱之氣不下行而上觸則爲嘔嘔則勢轉橫逆遍漬周身也傷寒論謂陽明病無汗小便不利心中懊憹者身必發黄是知熱甚於內者皆足致此非獨酒矣

金匱治酒癉用或吐或下之法云酒黄癉必小便不利其候心中熱足下熱是其證也又云或酒無熱清言了了腹滿欲吐鼻燥其脈浮者先吐之沉弦者先下之又云心中熱欲嘔者吐之愈又云心中懊憹或熱痛梔子大黄湯主之又云下之久久爲黑癉言雖錯出義實一貫蓋酒之積熱入膀胱則氣化不行必小便不利積於上焦則心中熱積於下焦則足下熱其無心中足下熱者則清言了了而神不昏但見腹滿欲吐鼻燥三證可知其膈上

與腹中陰陽交病須分先後治之當辨脉之浮沉以定吐下之先後脉浮病在膈上陽分居多先吐上焦而後治其中滿脉沉弦病在腹中陰分居多先下其中滿而後治其上焦若但心中熱欲嘔則病全在上焦吐之即愈何取下爲哉其酒熱內結心神昏亂而作懊憹及痛楚者則不可不下但下法乃劫病之法不可久用久久下之必脾肺之陽氣盡傷不能統領其陰血其血有日趨於敗而變黑耳曾謂下法可瀆用乎仲景於一酒癉臚列先

後次第以盡其治其精而且詳若此
酒癉之黑與女勞癉之黑殊不相同女勞癉之黑爲
腎氣所發酒癉之黑乃榮血腐敗之色榮者水穀
之精氣爲濕熱所瘀而不行其光華之色轉爲晦
黯心胸嘈雜如噉蒜虀狀其芳甘之味變爲酸辣
乃至肌膚抓之不仁大便正黑脈見浮弱皆肺金
節治之氣不行而血瘀也必復肺中淸肅之氣乃
可驅榮中瘀濁之血較女勞癉之難治特一間耳
方書但用白朮湯理脾氣解酒熱以言治抑何庸

陋之甚耶

黄癉繇於火土之熱濕若合於手陽明之燥金則熱濕燥三氣相搏成黄其人必渴而飲水有此則去濕熱藥中必加潤燥乃得三焦氣化行津液通渴解而黄退渴不解者燥有未除耳然非死候也何又云癉而渴者難治則更慮其下泉之竭不獨云在中之津液矣

合論金匱桂枝黄芪湯小柴胡湯麻黄醇酒湯三方

仲景治傷寒方首用麻黄湯爲表法今觀金匱治

黄癉之用表，主之以桂枝黄芪湯、小柴胡湯，附之以千金麻黄醇酒湯，明示不欲發表之意。故其方首云：諸病黄家，但利小便，假令脉浮，當以汗解之，宜桂枝加黄芪湯。可見大法當利小便，必脉浮始可言表。然癉證之脉，多有榮衛氣虚，濕熱乘之而浮，故用桂枝黄芪湯和其榮衛，用小柴胡湯和其表裏，但取和法爲表法，乃仲景之微旨也。而表實發黄當汗之證，豈曰無之？再取千金麻黄醇酒湯，丁方附入，必不自出麻黄峻表之方，背立法之本

意又仲景之苦心也讀此而治病之機宛然心目矣

桂枝黃芪湯○表虛者必自汗汗雖出而邪不出故用桂枝黃芪以實表然後可得驅邪之正汗此義不可不知

小柴胡湯○邪正相擊在下則痛在上則嘔即傷寒論邪高痛下之旨也故取用和表裏之法和其上下

千金麻黃醇酒湯○表有水寒入於榮血閉而不散熱結爲黃故賴麻黃頡力開結散邪加

醇酒以行之也。

合論金匱大黃硝石湯、梔子大黃湯、茵陳蒿湯三方

濕熱鬱蒸而發黃，其當從下奪，亦須倣治傷寒之法。裏熱者，始可用之。重則用大黃硝石湯蕩滌其濕熱，如大承氣湯之例；稍輕則用梔子大黃湯清解，而兼下奪，如三黃湯之例；更輕則用茵陳蒿湯清解，爲君，微加大黃爲使，如梔豉湯中加大黃如博棊子大之例。是則汗法固不敢輕用，下法亦在所慎，施以癉證多夾內傷，不得不回護之耳。

大黄硝石湯○熱邪内結而成腹滿與傷寒當急攻下之證無異故以大黄硝石二物蕩邪開結然小便赤則膀胱之氣化亦熱又藉蘖皮梔子寒下之力以清解其熱也

梔子大黄湯○此治酒熱内結昏惑懊憹之劑然傷寒證中有云陽明病無汗小便不利心中懊憹者身必發黄是則諸凡熱甚於内者皆足致此非獨酒也

茵陳蒿湯○此治穀癉寒熱不能食之方然此

陽脾胃內鬱之熱外達肌膚與外感之寒熱
少與熱壅於胃故不能食方中但治裏熱不
解表邪從可識矣

論瓜蒂湯方◎瓜蒂湯吐藥也邪在膈上淺而易及
用此湯以吐去其黃水正內經因其高而越之之
旨也然此亦仲景治傷寒之正方曷爲治癉證但
附於後是亦不欲輕用之意矣

合論金匱小建中湯小半夏湯二方
黃癉病爲濕熱之所釀矣然有濕多熱少者有濕

少熱多者有濕熱全無者不可不察也仲景虛癉病多夾內傷故爾慎用汗吐下之法其用小建中湯則因男子發黃而小便自利是其裏無濕熱惟以入房數擾其陽致虛陽上泛為黃耳故不治其黃但和榮衛以收拾其陽聽其黃之自去即取傷寒邪少虛多心悸而煩合用建中之法以治之此其一端也又有小便本赤黃治之其色微減即當識其蘊熱原少或大便欲自利腹滿上氣喘急即當識其脾濕原盛或兼寒藥過當宜亟用小半夏

湯溫胃燥濕儻更除其熱則無熱可除胃寒起而呃逆矣此又一端也凡治濕熱而不顧其人之虛寒者觀此二義能無悚惕耶

小建中湯 即桂枝湯倍芍藥加膠飴也男子數擾其陽致虛陽上泛爲黄用此湯固護其衛則陽不能外越而芍藥之酸收其上泛之陽以下歸於陰甘草膠飴倍其中土土厚則所收之陽不能復出此天然絕妙之方也然必小便自利證非濕熱者乃可用之不然寧

不犯酒家用桂枝、嘔家用建中之大禁乎、
小半夏湯○小便色小變而欲自利濕雖積而熱則微若其脾濕不行而滿脾濕動肺而喘此但當除濕不可除熱熱除則胃寒氣逆而噦矣凡遇濕多熱少之證候其熱小除即用此以溫胃燥濕其治熱多濕少當反此推之

合論金匱猪膏髮煎茵陳五苓散二方

此治濕熱中重加燥證之方也燥者秋令也夏月火炎土燥無俟入秋濕土轉燥之證已多不可不

察況乎鬱蒸之濕熱必先傷乎肺金肺金一燥則周身之皺揭禁固有不可勝言者所以仲景於癉證中出此二十方後人罔解其意按劒相盼不敢取用詎不深可惜乎然燥有氣血之分豬膏煎藉血餘之力引入血分而潤其血之燥并藉其力開膀胱瘀血利其小水小水一利將濕與熱且俱除矣其五苓散原有燥濕滋乾二用今人頗能用之本草言茵陳能除熱結黄癉小便不利用之合五苓以潤氣分之燥亦并其濕與熱而俱除矣製方之

妙。夫豈思議之可幾哉。

猪膏髮煎○肘後方云、女勞癉、身目盡黃、發熱、惡寒、少腹滿、小便難、以大熱大勞交接入水所致者、用此方、又云、五癉、身體四肢微腫、胸滿、不得汗、汗出、加黃蘗汁、由大汗出入水所致者、猪脂一味服、其意以身內黃水、因受外水遏抑而生、與仲景治血燥之意相遠、惟傷寒類要云、男子女人黃癉、食飲不消、胃脹熱生黃衣、在胃中、有乾屎、使然、猪脂煎、服下、乃愈是則明指血燥言矣。蓋女勞癉血瘀膀胱，非直入血分之藥必不能開。仲景取用虻蟲、水蛭、礬石，無非此義。然虻蛭過峻，不可以治女勞；礬石過燥，又不可以治女勞之燥。故更立此方以濟之。世之入多寶山而空手歸者，可勝道哉。

茵陳五苓散○濕熱鬱蒸於內，必先燥其肺氣，以故小水不行。五苓散開腠理，致津液，通血氣，且有潤燥之功，而合茵陳之辛凉，清理肺

燥肺金一潤其氣清肅下行膀胱之壅熱立
通小便利而黄去矣

論金匱硝石礬石散方

此治女勞癉之要方也原文云黄家日晡所發熱
而反惡寒此為女勞得之膀胱急小腹滿身盡黄
額上黑足下熱因作黑癉其腹脹如水狀大便必
黑時溏此女勞之病非水也腹滿者難治硝石礬
石散主之從來不解用硝石之義方書俱改為滑
石礬石散方下謬云以小便出黄水為度且并改

大黃硝石湯爲大黃滑石湯醫學之陋一至此乎夫男子血化爲精精動則一身之血俱動以女勞而傾其精血必繼之故因女勞而尿血者其血尚行猶易治也因女勞而成癉者血瘀不行爲難治矣甚者血瘀之久大腹盡滿而成血蠱尤爲極重而難治矣味仲景之文及製方之意女勞癉非亟去其膀胱少腹之瘀血萬無生路在傷寒熱瘀膀胱之證其人下血乃愈血不下者用抵當湯下之亦因其血之暫結可峻攻也此女勞癉蓄積之血

必匪朝夕峻攻無益但取石藥之悍得以疾趨而下達病所硝石鹹寒走血可消逐其熱瘀之血故以爲君礬石本草謂其能除錮熱在骨髓用以清腎及膀胱藏府之熱並建消瘀除濁之功此方之極妙極妙者也以陳無擇之賢模稜兩可其說謂無發熱惡寒脈滑者用此湯若發熱惡寒其脈浮緊則以滑石石膏治之青天白日夢語喃喃況其他乎世豈有血畜下焦反見浮滑且緊之脈者乎妄矣妄矣

夏月天氣之熱與地氣之濕交蒸人受二氣內鬱不散發爲黃癉與龕醬無異必從外感汗下吐之法去其濕熱然夏月陽外陰內非如冬月傷寒人氣伏藏難動之比仲景愼用三法之意昌明之矣其穀癉酒癉女勞癉則人自內傷與外感無涉仲景補內經之闕曲盡其微昌并明之矣至於陰癉一證仲景之方論已亡千古之下惟羅謙甫茵陳附子乾薑甘草湯一方治用寒凉藥過當陽癉變陰之證有合往轍此外無有也今人但云陽癉色明

陰癉色晦此不過氣血之分辨之不清轉足誤人
如酒癉變黑女勞癉額上黑豈以其黑遂謂陰癉
可用附子乾薑乎夫女勞癉者眞陽爲血所壅閉
尚未大損瘀血一行陽氣卽通矣陰癉則眞陽衰
微不振一任濕熱與濁氣敗血團結不散必復其
陽鋼結始開儻非離照當空幽隱胡繇畢達耶學
者試於前卷方論中究心焉思過半矣

律三條

黄癉病得之外感者誤用補法是謂實實醫之罪也

黄癉病得之內傷者誤用攻法是謂虛虛醫之罪也

陰癉病誤從陽治襲用苦寒倒行逆施以致極重不返者醫殺之也

陰癉無熱惡寒小便自利脈遲而微誤開鬼門則肌膚冷鞕自汗不止誤潔淨府則膀胱不約小便如奔死期且在旦暮況於吐下之大謬乎即以平善之藥遷延亦爲待斃之術耳在半陰半陽之證

其始必先退陰復陽陰退乃從陽治若以附子黃連合用必且有害奈何純陰無陽輒用苦寒耶

終

黄癉門諸方

金匱桂枝黄芪湯方見水腫門

金匱小柴胡湯方見嘔吐門

金匱瓜蒂散方見三氣門

金匱小建中湯方見虚勞門

金匱小半夏湯方見消渴門　方論俱見前

○金匱大黄硝石湯

大黄　黄蘗　硝石各四兩

梔子十五枚

右四味以水六升煑取二升去滓内硝更煑取一
升頓服

○金匱梔子大黄湯

梔子十四枚　大黄一兩　枳實五枚
豉一升　四味以水六升煑取二升分溫三服

○金匱茵陳蒿湯　三方合論見前

茵陳蒿六兩　梔子十四枚　大黄二兩
右三味以水一斗先煑茵陳減六升内二味煑取
三升去滓分溫三服小便當利尿如皂角汁狀色

正赤一宿腹減黃從小便去也。

按黃癉宜下之證頗多如酒癉腹滿鼻燥脉沉弦者宜先下之如痞癉以火劫其汗兩熱合蒸其濕一身盡發熱面黃肚熱熱在裏當下之前一方大黃硝石湯治癉病邪熱內結并膀胱俱結之重劑中一方治酒熱內結且并肌表俱受熱結之下劑末一方治穀癉瘀熱在裏似表實非表熱之下劑學者比而參之其用下之權宜始得了然胸中也

○金匱茵陳五苓散 潤氣分燥熱

茵陳蒿末十分 五苓散五分方見痰飲

右二味和匀。先食飲方寸匕。日三服。

○金匱猪膏髮煎 潤血分燥熱

猪膏半斤 亂髮如鷄子大三枚

右二味和膏中煎之。髮消藥成。分再服。病從小便出。

按二方一治氣分之燥。一治血分之燥。方論見前。

○硝石礬石散 治女勞癉

硝石 礬石燒等分

○麻黄醇酒湯 治黄癉表實

麻黄三兩

右一味以美清酒五升煮取二升半頓服盡冬月用酒春月用水煮之

○茵陳附子乾薑甘草湯　治陰黄一名茵陳四逆湯

治發黄脉沉細遲肢體逆冷腰以上自汗

茵陳二兩　乾薑炮一兩半　附子一枚切八片炮

甘草炙一兩

右爲粗末分作四貼水煎服

○小茵陳湯　治發黄脉沉細遲四肢及遍身冷

茵陳二兩　附子一枚切八片炮　甘草炙一兩

右爲粗末用水二升煮一升溫分三服

○茵陳附子湯　治服四逆湯身冷汗不止者

茵陳一兩半　附子二枚各切八片炮　乾薑炮二兩半

右爲粗末水煎分三服

○茵陳茱萸湯　治服茵陳附子湯證未退及脉伏者

吳茱萸一兩　當歸三分　附子二枚各切八片炮

木通一兩　乾薑炮　茵陳各一兩半

右爲粗末分作二服水煎

○韓氏茵陳橘皮湯　治身黃脉沉細數身熱而手足寒喘嘔煩燥不渴者

茵陳　橘皮　生薑各一兩

白朮一分　半夏　茯苓各半兩

右爲末水四升煮取二升放温分作四服

按此係足太陰證少兼足陽明耳

○韓氏茵陳茯苓湯

治發黃脉沉細數四肢冷小便澁煩燥而渴

茯苓　桂枝　猪苓各一兩

滑石一兩半　茵陳一兩

右爲末每服半兩水煎服如脉未出加當歸

○麻黄連翹赤小豆湯

治身熱不去瘀熱在裏發黄小便微利

麻黄　連翹各一兩　赤小豆一合

右㕮咀作一服水煎

○抵當湯　治太陽傷寒頭痛身熱法當汗解反利小便熱瘀膀胱則身黄脉沉少腹硬小便自利其人如狂者下焦有血也宜此湯主之

水蛭　䖟蟲各十箇　大黃一兩

桃仁十二箇

右剉作一服水煎食前服輕者用桃仁承氣湯

按麻黃連翹赤小豆方乃仲景治傷寒發黃熱瘀在表之方也此方乃仲景治傷寒發黃熱瘀在裏血蓄下焦之方也採而錄之者見雜證當比類而思治儻因同脉同證同則用當而通神矣

○半夏湯

治酒癉身黃無熱清言了了腹滿欲嘔心煩足熱或癥瘕心中懊憹其脉沉弦或緊細

半夏　茯苓　白朮各三兩
前胡　枳殼炒　甘草
大戟炒各三兩　黄芩　茵陳
當歸各一兩

右㕮咀每服四錢水煎入薑三片空心服

按金匱云酒黄癉者或酒無熱清言了了腹滿欲吐鼻燥其脉浮者先吐之沉弦者先下之誨人察脉辨證而用治得其先務其指已明不必出方也後人模倣為此一方擬入他證他脉真同說夢

○藿脾飲戴氏治酒癉

藿香葉　枇杷葉去毛　桑白皮

陳橘皮　乾葛　白茯苓

雞距子各等分

右水煎下酒煮黄連丸

○梔子大黄湯治酒癉心中懊憹或熱痛

山梔十四枚　大黄一兩　枳實五枚

豆豉一升

右四味以水六升煎取二升分温三服

白术湯三四　治酒癉因下後變爲黑癉目青面黑心中如啖蒜虀狀大便黑皮膚不仁脉微而數

白术　桂心各一錢　枳實麸炒

豆豉　干葛　杏仁

甘草炙各五分水一鍾煎至七分食前服

按陳無擇倣金匱酒癉下之久久爲黑癉全文而製此方祗從酒熱起見漫不識其來意詎知營衛之氣以久下而陷不易升布乃至索然不運於周身而周身之血亦瘀黯而變黑色是必先復其營

衛之氣隨聽營衛運退其瘀熱然後爲可無擇賢者且不深究厥旨他何望耶

○酒煑黄連丸　治酒癉　見三氣門

○加味四君子湯　治色癉

人參　白术　白茯苓

白芍藥　黄芪炙　白扁豆炒各一錢

甘草炙一錢

水二鍾生薑五片紅棗二枚煎一鍾服無時

○腎癉湯　治腎癉目黄渾身金色小便赤澀

升麻根半兩　蒼朮　防風根
獨活根　白朮　柴胡根
羌活根　葛根各半錢　白茯苓
猪苓　澤瀉　甘草根各三分
黃蘗二分　人參　神麴各大分

分作二貼，水煎，食前稍熱服。

按東垣之製此方，無非欲解散脾藏之瘀熱，傳出膀胱之府，俾得表裏分消耳。究竟所用表藥之根總是體輕無力，不能深入，更不能透瘀熱堅壘，雖

有深心亦未過無可奈何之方而已醫而不從事仲景能免面牆而立乎

○小兔絲子丸　治女勞癉　治腎氣虛損五勞七傷少腹拘急四肢痠疼面色黧黑唇口乾燥目暗耳鳴心忪氣短夜夢驚恐精神困倦喜怒無常悲憂不樂飲食無味舉動之力心腹脹滿脚膝痿緩小便滑數房室不舉股內濕癢水道澀痛小便出血時有遺瀝並宜服之久服填骨髓續絕傷補五藏去萬病明視聽益顏色輕身延

年聰耳明目

石蓮肉二兩　白茯苓蒸一兩　兔絲子酒浸研五兩

懷山藥二兩小半打糊

右爲細末用山藥糊搜和爲丸如梧子大每服五十丸溫酒或鹽湯下空心服如脚膝無力木瓜湯下晚食前再服

按後人製方方下必誇大其辭今用者欣然樂從似此一方立於無過之地洋洋盈耳何不可耶

崔氏八味丸　治女勞癉　方見二卷中寒門

滑石散　治女勞癉詳辨其謬宜合前論細閱

滑石一兩半　白礬一兩枯

右爲細末每服二錢用大麥粥清食前調服以小便出黃水爲度

按此方即金匱硝石礬石散也後人不解用硝石之意狂瞽輕變其藥并變方名前有顯論論之矣茲再托出金匱製方與義相與明之蓋少陰主內一身精血悉屬主管血雖化於脾生於心藏於肝苟少陰腎之主內者病則脾莫得而化血心莫得

而生血肝莫得而藏血營衛之運行稍遲充身之血液敗結乃至爲乾血勞爲女勞癉向非亟去其敗結新血不生將其人亦不生矣原方取用硝石鹹寒壯水之主以驅滌腸胃瘀壅之濕熱推陳致新合之礬石能除固熱之在骨髓者並建消瘀除濁之偉績以大麥粥爲使引入腸胃俾瘀血分從二陰之竅而出大便屬陰其色黑小便屬陽其色黃可互驗也後之無識者更硝石爲滑石但取小便色黃爲驗并不問大便之色黑跡陋極矣陳無

擇從諛其詭擬議於二方之間門外之漢不足責也古今之以小成自狃者獨一無擇乎哉

○茯苓滲濕湯　治黄癉寒熱嘔吐渇欲飲水身體面目俱黄小便不利全不食不得臥

茵陳七分　白茯苓六分　木猪苓

澤瀉　白朮　陳皮

蒼朮米泔浸宿晒炒　黄連各五分　山梔炒

秦艽　防巳　葛根各四分

水二鍾煎七分食前服

按方下諸證俱係邪熱壅盛於胃雖全不食似虛實非虛也故可用之散邪解熱

○參朮健脾湯 治發黃日久脾胃虛弱飲食少思

人參 白朮各一錢半 白茯苓

陳皮 白芍藥煨 當歸各一錢

炙甘草七分 水二鍾棗二枚煎八分食前服

色癉加炙黃芪白扁豆各一錢

按此一方為中氣虛弱而設故不治其癉但補其中較前一方天淵故兩備酌用

○當歸秦艽散　治五癉口淡咽乾倦怠發熱微寒
白术　茯苓　秦艽
當歸　川芎　芍藥
熟地黃酒蒸　陳皮各一錢　半夏麯
炙甘草各五分水二鍾薑三片煎八分食前服
濟生有肉桂小草名秦艽飲子
按此一方血虛熱入血分又非脾中虛可用補氣
之比并錄以備酌用其虛勞證參養榮湯用之
○黃連散　治黃癉大小便秘濇壅熱累効

黄連二兩　大黄二兩醋炒　黄芩

甘草炙各一兩

右為極細末食後溫水調下二錢日三服先用瓜蔕散搐鼻取下黄水却服此藥

按田野麁蠻之人多有實證可用此藥若膏粱輩縱有實熱此方亦未可用當以為戒

○茵陳附子乾薑湯　治陰黄

附子炮去皮三錢　乾薑炮二錢　茵陳一錢二分

草豆蔻煨一錢　白朮四分　枳實麩炒

半夏製　澤瀉各五分　白茯苓
橘紅各三分　生薑五片水煎去滓凉服○
按此方治服寒凉藥過多變陰黃者○
○秦艽湯　治陰黃不欲聞人言小便不利
秦艽一兩　旋覆花　赤茯苓
炙甘草各五錢　右㕮咀每服四錢七以牛乳汁
一盞煎至六分去滓不拘時溫服○
按此一方治胃中津虛亡陽而發陰黃者其證較
前方所生之證迥別故兩錄之以備酌用然此證

其脉必微弱伏結亡陽者亡津液也

○治陰黄汗染衣涕唾黄

用蔓菁子搗末平旦以井華水服一匙日再加至兩匙以知爲度每夜小便中浸少許帛子各書記日色漸退白則瘥不過五升而愈

按此方退陰黄之不涉虛者平中之奇

一清飲　治癉證發熱

柴胡三錢　赤茯苓二錢　桑白皮炒

川芎各一錢半　甘草炙一錢

水二鍾薑三片紅棗一枚煎一鍾食前服

按此一方治肝血肺氣交熱之證輕劑可退熱也

○青龍散　治風氣傳化腹內瘀結而目黃風氣不得泄爲熱中煩渴引飲

地黃　仙靈脾　防風各二錢半

荆芥穗一兩　何首烏去黑皮米泔浸一宿竹刀切二錢半

右爲末每日三服食後沸湯調下二錢

按風氣發黃病在營衛之間者方宜傚此

○小柴胡加梔子湯　治邪熱留半表半裏而發黃

者仍以和其表裏爲法雖雜證不能外也

柴胡半斤　黄芩三兩　人參三兩

甘草三兩　半夏半斤　生薑三兩

大棗十二枚　梔子三十枚

右八味以水一斗二升煮取六升去滓再煎取三升

温服一升日三服

肺癰肺痿門

論一首　法十三条　律四条

論曰肺癰肺痿之證誰秉內照曠然洞悉請以一得之愚僭爲敷陳人身之氣稟命於肺肺氣清肅則周身之氣莫不服從而順行肺氣壅濁則周身之氣易致橫逆而犯上故肺癰者肺氣壅而不通也肺痿者肺氣委而不振也纔見久咳上氣先須防此兩證肺癰由五臟蘊崇之火與胃中停蓄之熱上乘乎肺肺受火熱熏灼即血爲之凝血凝即痰爲之裹遂成小癰所結之形日長則肺日脹而脅骨日昂乃至咳聲

頰併濁痰如膠發熱畏寒日晡尤甚面紅鼻燥胸生甲錯始先即能辨其脈證屬表屬裏極力開提攻下無不愈者奈何醫學無傳爾我形骸視等膈垣但知見欬治欬或用牛黃犀角冀以解熱或用膏子油粘冀以潤燥或朝進補陰丸或夜服清胃散千蹊萬徑無往非殺人之算病者亦自以為虛勞尸瘵莫可奈何迨至血化為膿肺葉朽壞傾囊吐出始識其證十死不救嗟無及矣間有癰小氣壯胃強善食其膿不從口出或順趨肛門或旁穿脅肋仍可得生然不過

十中二三耳金匱治法最精用力全在未成膿之先今人施於既成膿之後其有濟乎肺痿者其積漸已非一日其寒熱不止一端總由胃中津液不輸於肺肺失所養轉枯轉燥然後成之蓋肺金之生水精華四布者全藉胃土津液之富上供罔缺但胃中津液暗傷之竇最多醫者粗豪不知愛護或腠理素疏無故而大發其汗或中氣素餒頻吐以倒傾其囊或瘧成消中飲水而渴不解泉竭自中或腸枯便祕強利以求其快漏卮難繼只此上供之津液坐耗歧途於

是肺火日熾肺熱日深肺中小管日窒咳聲以漸不揚胸中脂膜日乾咳痰艱於上出行動數武氣卽喘鳴冲擊連聲痰始一應金匱治法非不彰明然混在肺癰一門況難解其精意大要緩而圖之生胃津潤肺燥下逆氣開積痰止濁唾補眞氣以通肺之小管散火熱以復肺之淸肅如半身痿廢及手足痿軟治之得法亦能復起雖云肺病近在胸中呼吸所關可不置力乎肺癰屬在有形之血血結宜驟攻肺痿屬在無形之氣氣傷宜徐理肺癰爲實誤以肺痿治之

是爲實實肺痿爲虚虚以肺癰治之是爲虚虚此辨
證用藥之大略也
金匱論肺癰肺痿之脉云寸口脉數其人咳口中反
有濁唾涎沫者爲肺痿之病若口中辟辟燥咳即胸
中隱隱痛脉反滑數此爲肺癰咳唾膿血脉數虚者
爲肺痿數實者爲肺癰
兩手寸口之脉原爲手太陰肺脉此云寸口脉數
云滑數云數虚數實皆指左右三部統言非如氣
口獨主右關之上也其人咳口中反有濁唾涎沫

頃之遍地者爲肺痿言欬而口中不乾燥也若咳而口中辟辟燥則是肺已結癰火熱之毒出現於口咳聲上下觸動其癰胸中即隱隱而痛其脉必見滑數有力正邪氣方盛之徵也數虛數實之脉以之分别肺痿肺癰是則肺痿當補肺癰當瀉隱然言表

金匱論肺癰又云寸口脉微而數微則爲風數則爲熱微則汗出數則惡寒風中於衛呼氣不入熱過於榮吸而不出風傷皮毛熱傷血脉風舍於肺其人則

咳口乾喘滿燥不渴時唾濁沫時時振寒熱之所過血為之凝滯畜結癰膿吐如米粥始萌可救膿成則死

肺癰之脈既云滑數此復云微數者非脈之有不同也滑數者已成之脈微數者初起之因也初起以左右三部脈微知其衞中於風而自汗左右三部脈數知為榮吸其熱而畏寒然風初入衞尚隨呼氣而出不能深入所傷者不過在於皮毛皮毛者肺之合也風由所合以漸舍肺俞而咳唾振寒

茲時從外入者從外出之易易也若夫熱過於榮即隨吸氣深入不出而傷其血脈矣衞中之風得榮中之熱留戀固結於肺葉之間乃致血爲凝滯以漸結爲癰膿是則有形之敗濁必從瀉肺之法而下驅之若得其毒隨驅下移入胃入腹入腸再一驅即盡去不留矣安在始萌不救聽其膿成而致肺葉腐敗耶

金匱於二證用徹土綢繆之法治之於蚤然先從脈辨其數虛數實次從口辨其吐沫乾燥然更出一捷

要之法謂咳嗽之初即見上氣喘急者乃外受風寒所致其脈必浮宜從越婢加半夏之法及小青龍加石膏之法亟爲表散不爾即是肺癰肺痿之始基故以咳嗽上氣病證同敘於肺癰肺痿之下而另立痰飲咳嗽本門原有深意見咳而至於上氣即是肺中壅塞逼迫難安尚何等待不急散邪下氣以清其肺乎然亦分表裏虛實爲治不當誤施轉增其困矣

金匱云上氣面浮腫肩息其脈浮大不治又加利尤甚又云上氣喘而燥者屬肺脹欲作風水發汗則愈

上氣之候至於面目浮腫鼻有息音是其肺氣壅遏上而不下加以其脈浮大氣方外出無法可令內還而下趨故云不治也加利則上下交爭更何以堪之肺脹而發其汗者即內經開鬼門之法一汗而令風邪先泄於肌表水無風戰自順趨而從下出也若夫面目浮腫鼻有息音其寢全在氣逆氣可外泄乎況乎逆上者未已可盡泄乎外不可泄而內又不能返故云不治良工苦心以漸收攝其氣順從膀胱之化尚可得生故知不治二字原

活。初非以死限之矣。

論金匱甘草乾薑湯○法云：肺痿吐涎沫而不咳者，其人不渴，必遺尿，小便數。所以然者，以上虛不能制下故也。此爲肺中冷，必眩，多涎唾，用甘草乾薑湯以溫之。若服湯已渴者，屬消渴。

肺熱則膀胱之氣化亦熱，小便必赤澀而不能多。若肺痿之候，但吐涎沫而不咳，復不渴，反遺尿而小便數者，何其與本病相反耶？必其人上而不能制下，以故小便無所收攝耳。此爲肺中冷，陰氣上

鬱侮其陽氣故必眩陰寒之氣凝滯津液故多涎唾若始先不渴服溫藥即轉渴者明是消渴飲一溲二之證消渴又與癰疽同類更當消息之矣

論金匱射干麻黃湯○厚朴麻黃湯○二方

法云欬而上氣喉中水雞聲射干麻黃湯主之

欬而脈浮者厚朴麻黃湯主之

上氣而作水雞聲乃是痰礙其氣氣觸其痰風寒入肺之一驗耳發表下氣潤燥開痰四法萃於一方用以分解其邪不使之合此因證定藥之一法

也若咳而其脈亦浮則外邪居多全以外散爲主用法即於小青龍湯中去桂枝芍藥甘草加厚朴石膏小麥仍從肺病起見以故桂枝之熱芍藥之收甘草之緩槩示不用而加厚朴以下氣石膏以清熱小麥引入胃中助其升發之氣一舉而表解脈和於以置力於本病然後破竹之勢可成耳一經栽酌直若使小青龍載肺病騰空而去神哉快哉

論金匱澤漆湯 法云咳而脈沉者澤漆湯主之

脈浮爲在表脈沉爲在裏表裏二字與傷寒之表裏大殊表者邪在衞卽肺之表也裏者邪在榮卽肺之裏也熱過於榮吸而不出其血必結血結則痰氣必爲外裹故用澤漆之破血爲君加入開痰下氣淸熱和榮諸藥俾壅塞一空元氣不損製方之意若此

論金匱皂莢丸○法云咳逆上氣時時唾濁坐不得眠皂莢丸主之

火熱之毒結聚於肺表之裏之淸之溫之曾不少

應堅而不可攻者又用此丸豆大三十粒朝三服
一服吞適病所如𮜿針徧刺四面環攻如是多
庶幾無堅不入聿成蕩洗之功不可以藥之微
而少之也胸中手不可及即謂為代針丸可矣

論金匱麥門冬湯○法云火逆上氣咽喉不利止逆
下氣者麥門冬湯主之

此胃中津液乾枯虛火上炎之證治本之良法也
夫用降火之藥而火反升用寒凉之藥而熱轉熾
者徒知與火熱相爭未思及必不可得之數不惟

無益而反害之凡肺病有胃氣則生無胃氣則死胃氣者肺之母氣也本草有知母之名者謂肺藉其淸涼知淸涼爲肺之母也有貝母之名者謂肺藉其豁痰實豁痰爲肺之母也然屢施於火逆上氣咽喉不利之證而屢不應名不稱矣孰知仲景有此妙法於麥冬人參甘草粳米大棗大補中氣大生津液隊中增入半夏之辛溫一味其利咽下氣非半夏之功實善用半夏之功擅古今未有之奇矣

論金匱桔梗湯○法云欬而胸滿振寒咽乾不渴時出濁唾腥臭久久吐膿如米粥者爲肺癰桔梗湯主之

此上提之法也癰結肺中乘其新造未固提而出之所提之敗血或從唾出或從便出而可愈與滋蔓難圖膿成自潰之死證迥殊膿未成時多服此種亦足以殺其毒勢而堅者漸瑕壅者漸通也然用藥必須有因此因胸滿振寒不渴病不在裏而在表用此開提其肺氣適爲恰當如其勢已入裏

又當引之從胃入腸此法殊不中用矣

論金匱葶藶大棗瀉肺湯○法云肺癰不得臥葶藶大棗瀉肺湯主之　附方云肺癰胸滿脹一身面目浮腫鼻塞清涕出不聞香臭酸辛欬逆上氣喘鳴迫塞葶藶大棗瀉肺湯主之三日一服可服至三四劑先服小青龍湯一劑乃進

此治肺癰吃緊之方也肺中生癰不瀉其肺更欲何待然日久癰膿已成瀉之無益日久肺氣已索瀉之轉傷惟血結而膿未成當亟以瀉肺之法奪

之亦必其人表證盡入於裏因埶利導乃可爲功所附之方項下純是表證何其甘悖仲景而不辭然亦具有高識遠意必因其裏證不能少待不得不用之耳其云先服小青龍湯一劑乃進情可識矣論其常則當升散開提者且未可下奪論其急則當下奪者徒牽制於其外反躭誤成則死之大戒安得以彼易此哉

論金匱越婢加半夏湯○小青龍加石膏湯○二方

法云欬而上氣此爲肺脹其人喘目如脫狀脈浮

大者越婢加半夏湯主之又云肺脹欬而上氣煩躁而喘脈浮者心下有水小青龍加石膏主之前一方麻黄湯中以杏仁易石膏而加薑棗則發散之力微而且緩後一方中以證兼煩躁宜發其汗麻桂藥中加入石膏其力轉猛然監以芍藥五味子乾薑其勢下趨水道亦不至過汗也越婢方中有石膏無半夏小青龍方中有半夏無石膏觀二方所加之意全重石膏半夏二物協力建功石膏清熱藉辛温亦能豁痰半夏豁痰藉辛涼亦能

清熱不然石膏可無慮半夏在所禁矣前麥門冬方中下氣止逆全藉半夏入生津藥中此一方又藉半夏入清熱藥中仲景加減成方無非生心化裁後學所當神往矣

再論肺痿肺癰之病皆燥病也肺禀清肅之令乃金寒水冷之臟火熱熏灼久久失其清肅而變爲燥肺中生癰其津液全裹其癰不溢於口故口中辟辟然乾燥肺熱成痿則津液之上供者悉從燥熱化爲涎沫濁唾證多不渴較胃中津液盡傷毋

病累乎之痿又大不同秖是津液之上輸者變爲
唾沫肺不沾其惠澤耳若夫痿病津液不能滅火
反從火化累年積歲肺葉之間釀成一大火聚以
清涼投之扞格不入矣然雖扞格固無害也設以
燥熱投之以火濟火其人有不坐斃者乎半夏燥
藥也投入肺中轉增其患自不待言但清涼既不
能入惟燥與燥相得乃能入之故用半夏之燥入
清涼生津藥中則不但不燥轉足開燥其濁沫隨
逆氣下趨久久津液之上輸者不結爲涎沫而肺

得霑其漬潤痿斯起矣人但知半夏能燥津液孰知善用之即能驅所燥之津液乎此精蘊也

附方　本方係孫奇輩採附金匱者論具本方之下

外臺炙甘草湯治肺痿涎唾多心中溫溫液液者

千金甘草湯

千金生薑甘草湯治肺痿咳涎沫不止咽燥而渴

千金桂枝去芍藥加皂莢湯治肺痿吐涎沫

外臺桔梗白散治欬而胸滿振寒脈數咽乾不渴時出濁唾腥臭久久吐膿如米粥者為肺癰

千金葦莖湯治欬有微熱煩滿胸中甲錯爲肺癰

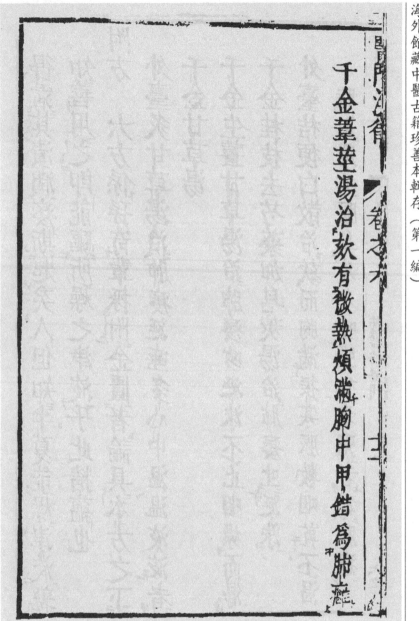

律四條

凡肺痿病多不渴。以其不渴。漫然不用生津之藥。任其肺日枯燥。醫之罪也。以其不渴。恣胆用燥熱之藥。勢必熇熇不救。罪加等也。

凡治肺痿病。淹淹不振。如魯哀朝。雖孔聖不討三家僭竊。但扶天常植人紀。嘿惟宗社。耳故行峻法大驅涎沫。圖速劾反速。斃醫之罪也。

凡治肺癰病。須與肺痿分頭異治。肺癰為實。肺痿為虛。肺癰為陽實。肺痿為陰虛。陽實始宜散邪。次宜

下氣陰虛宜補胃津兼潤肺燥若不分辨而悞治醫殺之也

凡治肺癰病以清肺熱救肺氣俾其肺葉不致焦腐其生乃全故清一分肺熱即存一分肺氣而清熱必須滌其壅塞分殺其勢於大腸令濁穢膿血日漸下移爲妙若但清解其上不引之下出醫之罪也甚有惡其下利奔迫而急止之罪加等也

肺癰肺痿門金匱諸方

金匱甘草乾薑湯

甘草四兩炙　乾薑二兩炮

右㕮咀以水三升煮取一升五合去滓分溫再服

金匱射干麻黃湯

射干十三枚一云三兩　麻黃四兩　生薑四兩

細辛三兩　紫菀三兩　款冬花三兩

五味子半升　大棗七枚　半夏大者八枚洗一法半升

右九味以水一斗二升先煮麻黃兩沸去上沫內

諸藥煮取三升分溫三服

金匱皂莢丸

皂莢八兩刮去皮用酥炙

右一味末之蜜丸梧子大以棗膏和湯服三丸日三夜一服

金匱厚朴麻黃湯

厚朴五兩　麻黃四兩　石膏如雞子大

杏仁半升　半夏半升　乾薑二兩

細辛二兩　小麥一升　五味子半升

右九味以水一斗二升先煮小麥熟去滓内諸藥煮取三升溫服一升日三服。

金匱澤漆湯

半夏半升　紫參五兩一作紫菀　澤漆三斤以東流水五斗煮取一斗五升　生薑五兩　白前五兩

甘草　黃芩　人參

桂枝各三兩

右九味㕮咀内澤漆汁中煮取五升溫服五合至夜盡

○金匱麥門冬湯

麥門冬七升　半夏一升　人參三兩

甘草二兩　粳米三合　大棗十二枚

右六味以水一斗二升煮取六升溫服一升日三夜一服

○金匱葶藶大棗瀉肺湯

葶藶熬令黃色搗丸如彈子大　大棗十二枚

右先以水三升煮棗取二升去棗內葶藶煮取一升頓服

○金匱桔梗湯 亦治

桔梗一兩　甘草二兩

右二味，以水三升，煮取一升，分溫再服，則吐膿血也。

○金匱越婢加半夏湯

麻黄六兩　石膏半斤　生薑三兩

大棗十五枚　甘草二兩　半夏半升

右六味，以水六升，先煮麻黄，去上沫，內諸藥，煮取三升，分溫三服。

○金匱小青龍加石膏湯

麻黄　芍藥　桂枝

細辛　甘草　乾薑各三兩

五味子　半夏各半升　石膏二兩

右九味以水一斗先煑麻黄去沫内諸藥煑取三升强人服一升羸者減之日三服小兒服四合

外臺炙甘草湯　治肺痿咳唾多心中溫溫液液者

甘草四兩炙　桂枝　生薑各三兩

麥門冬半升　麻仁半升　人參

阿膠各二兩　大棗三十枚　生地黃一斤

右九味，以酒七升，水八升，先煮八味，取三升，去滓，内膠消盡，溫取一升，日三服。

按：炙甘草湯，仲景以傷寒門治邪少虛多，脉結代之聖方也。一名復脉湯。千金翼用之以治虛勞，即名爲千金翼炙甘草湯；外臺用之以治肺痿，即名爲外臺炙甘草湯。蓋以傷寒方中無治虛勞、無治肺痿之條，而二書有之耳。究竟本方所治，亦何止于二十病哉。〇且每用仲景諸方，即爲生心之化裁，亦若是而已矣外臺所取在於益肺氣之虛潤肺金之燥無出是方至於桂枝辛熱似有不宜而不知桂枝能通營衛致津液營衛通津液致則肺氣轉輸濁沫以漸而下尤爲要藥所以云治心中溫溫液液者

千金甘草湯

甘草

右一味以水三升煮減半分溫三服

按本方用甘草一味乃從長沙君以後相傳之神

方也歷代内府御院莫不珍之蓋和其偏緩其急化其毒草然奉之爲先務然後以他藥匡輔其不逮可得收功敏捷耳今之用是方徒見諸家方中競誇神功及服之不過少殺其勢於三四日之間寃不收其實效遂以爲未必然耳因並傳其次第以爲學者用方時重加細擇耳。

千金生薑甘草湯　治肺痿咳涎沫不止咽燥而悶

生薑五兩　人參三兩　甘草四兩

大棗十五枚

右四味以水七升煑取三升分溫三服

按此方即從前甘草一味方中而廣其法以治肺痿胃中津液上竭肺燥已極胸咽之間乾槁無耐之證以生薑之辛潤上行爲君合之人參大棗甘草入胃而大生其津液於以回枯澤槁潤咽快膈眞神方也

千金桂枝去芍藥加皂莢湯　治肺痿吐涎沫

桂枝三兩　生薑三兩　甘草二兩

大棗十枚　皂莢二枚去皮子炙焦

右五味以水七升微微火煮取三升分溫三服

按此方即桂枝湯本方去芍藥加皁莢也芍藥收陰酸斂非肺經所宜故去之皁莢入藥胸中如棘鍼四射不令涎沫壅遏故加之此大治其營衛之上着也營衛通行則肺氣不壅矣

外臺桔梗白散　治欬而胸滿振寒脉數咽乾不渴時出濁唾腥臭久久吐膿如米粥者為肺癰

桔梗　貝母各三分　巴豆一分去皮熬研如脂

右三味為散强人飲服半錢匕羸者減之病在膈

上者吐膿血膈下者瀉出若下多不止飲冷水一
杯則定
按咳而胸滿七證乃肺癰之明徵用此方深入其
徂開通其壅遏或上或下因勢利導誠先著也雖
有葶藶大棗瀉肺湯一方但在氣分不能深入故
用此方於其將成成膿未成膿之時發爲置力庶不
犯膿成則死之遲悞豈不超乎

千金葦莖湯　治欬有微熱煩滿胸中甲錯是爲肺
癰

葦莖二升、薏苡仁半斤　桃仁五十枚

瓜瓣半升

右四味以水一斗先煮葦莖得五升去滓內諸藥煮取二升服一升再服當吐如膿

按此方不用巴豆其力差緩然以桃仁逐行其血不令成膿其意甚善合之薏苡仁瓜瓣滌熱排膿行濁消痰潤燥開痰收功于必勝亦堂堂正正有制之師也

總按肺為嬌藏肺氣素虛形寒飲冷而受傷久久

出汗過多而不差氣斂不振即爲肺痿其風傷皮毛熱傷血脉風熱相搏氣血稽留遂爲肺癰肺痿多涎沫乃至便下濁沫肺癰多膿血乃至便下膿積凡胃强能食而下傳者皆不死也夫血熱則肉敗營衛不行必將爲膿是以金匱以通行營衛爲第一義欲治其子先建其母胃中津液尤貴足以上供而無絶之後世諸方錯出不一不明本意今一槩不録只此金匱十五方而已用之不盡矣

跋

古今醫書充棟求其以立德爲立言者靈樞素問而外不少概見今觀先生之鴻著殆與仙經釋典同其玄奥非復人世所有之書矣大約推廣軒岐仲景之學步步引醫者出火宅而登峰造極讀之如入多寶山栴檀林悉其所取又如陟太白在天盱心所欲當前畢具豈劉張李朱各擅一長之書所得彷彿者耶先生斂康濟之才避跡二京與范蠡醫國之暇爲五湖遊易地皆保身之哲而同患

之仁不啻過之今而後醫者知擇術任醫者知擇醫仁之所被寧有窮乎先生自詠之詩有云道脈相沿久若淪垂絲萬丈探驪鱗汚衣裹病渾忘老白飯酬年不計貧惟先生溘然塵世之外以靜視窮以恬澹性夫是以空谷傳鳴鳳之音虛室生皓月之白而出聖入神也昔揚子雲著法言弟子侯芭以爲其書勝周易予雖不及侯芭而中心誠服之私要亦不能已於言矣

婁水門人錢僩謹跋

跋

出言爲萬世法者必不向一二十人叨叨切切作胡道人野禪授受也 允達從遊老師之門者久向有疑問樵置不答每擧著述二十三則相示漠然不會竊常疑之茲錦屏集成刊示醫門法律廣大精微罔不具備始知老師之教有大於言也并不欲教一二人而欲教天下萬世也傳云大言皇皇小言喞喞雷霆日月亘古不異豈一燈一薪之繼乎夫子學琴於師襄一彈三嘆如見文王焉讀法律而

精心體會則洞陰徹陽仁慈惠育之道貌儼然在
目矣嗟乎有筆有舌疇則無言非其人雖書成奚
穠言滿天下猶寒號之在堦下也又奚賞哉法律
丁書不啻歸嬉鳴而萬籟絕矣

海隅門人王允達拜跋

寛文五年乙巳林鐘吉日
書林村上勘兵衛尉刊行